Plätzchen und Kekse

backen wie Oma

150 klassische Plätzchen- und Keksrezepte

von Marie Leibzinger

Inhaltsverzeichnis

1. Agnesenplätzchen

Vorbereitungszeit 100 Minuten

Backzeit:12 Minuten

Fertig in: 112 Minuten

Zutaten:

Teig:

- 500g Mehl
- 175g Butter

Füllung:

- 300g Marzipan
- 5 EL Marmelade
- Puderzucker
- 175g Margarine

- 175g Zucker
- 2 Msp. Vanillemark
- 2 Tropfen Butter-Vanille Aroma

Verzieren

- 125 g Kuchenglasur
- Pistazien, gehackt
- Mandelsplitter
- Walnüsse

Zubereitung:

1.) Die Butter mit einem Löffel in kleine Flocken zerteilen.

2.) Eine Schüssel bereitstellen und darin zuerst Mehl, Zucker und Vanillemark vermischen. Die Butterflocken, Margarine und das Aroma hinzufügen. Mit einem Handrührgerät zu einem glatten Teig vermengen.

3.) Den Teig in eine Frischhaltefolie einwickeln und für 60 Minuten im Kühlschrank lagern.

4.) Den Backofen auf 175 °C vorheizen. Den Teig ausrollen und mit der Hilfe von Formen ausstechen. So lange wiederholen bis der komplette Teig aufgebraucht ist. Ein Backblech mit Backpapier auslegen und die Plätzchen dort mit etwas Abstand zueinander verteilen. Für 12 Minuten backen. Im Anschluss abkühlen lassen.

5.) In der Zwischenzeit die Marzipanrohmasse ausrollen und mit dem identischen Formen ausstechen. Die Unterseite der Plätzchen jeweils mit Erdbeermarmelade bestreichen. Auf der Hälfte der Plätzchen das Marzipan verteilen und mit den zweiten vorbereiteten Hälften bedecken. Etwas andrücken damit die Plätzchen gut zusammenhaften.

6.) Die Glasur im Wasserbad schmelzen. Eine Hälfte der Plätzchen mit der Glasur bestreichen. Mit den Walnüssen, Pistazien und Mandeln bestreuen. Vor dem Verzehr komplett trocknen lassen.

2. Amaretto Herz mit Mascarpone-Füllung

Vorbereitungszeit 100 Minuten
Backzeit: 12 Minuten

Fertig in: 112 Minuten

Zutaten:

Teig:

- 5 Eier
- 1 Packung Vanillezucker
- 200 g Zucker
- 275 g Mehl

- 3 EL Amaretto
- ½ Packung Backpulver
- 1 Prise Salz
- 125 ml Milch

Füllung:

- 2 EL Puderzucker
- 4 TL Sahnesteif
- 4 EL Amaretto

- 200 ml Sahne
- 180 g Mascarpone

Glasur:

- 150 ml ungeschlagene Sahne
- 1½ Blatt Gelatine
- 20 g Butter

- 150 g Schokolade, mindestens 55% Kakaoanteil

Belag:

- 200 g Marzipan

Aufstrich:

- 200 g Marmelade nach Wahl (z. B. Marillen)

Zubereitung:

1.) Den Backofen auf 170 Grad Heißluft vorheizen

2.) Die 5 Eier in Eiweiß und Eigelb trennen. Das Eiweiß mit einer Prise Salz vermengen und dabei 110 g Zucker beigeben und so lange schlagen, bis die Masse dickschäumig wird.

3.) Das Eigelb mit den übrigen 110 g Zucker verrühren, bis eine dicke, cremige Masse entsteht.

4.) Die Butter in lauwarme Milch gehen, so dass diese zergeht (die Butter sollte hierbei sehr weich, aber nicht flüssig sein) und anschließend diese mit dem Vanillezucker und dem Amaretto in die verrührte Eigelbmasse beigeben und gut mixen.

5.) Die Butter in lauwarmer Milch etwas zergehen lassen (Butter soll nur sehr weich sein, aber nicht flüssig) und mit dem Vanillezucker und dem Amaretto in die Dottermasse geben und verrühren.

6.) Backpulver und Mehl vermischen und mit einem Schneebesen die dickschäumige Eiweiß-Zuckermasse vorsichtig vermengen.

7.) Nun die Masse in die Herzform füllen, für 45 Minuten backen und anschließend abkühlen lassen und einmal in der Waagerechten einen Schnitt setzen.

8.) Für die Füllung: Den Mascarpone mit Zucker, Amaretto 2 TL Sahnesteif rühren, bis eine einheitliche Masse entsteht. Die Sahne mit 2 TL Sahnesteif steif schlagen und unterheben.

9.) Den Boden des Amaretto Herz mit ca. 100 g Marmelade nach Wahl bestreichen und dann die Mascarponesahne darüber gleichmäßig verteilen.

Den Oberteil des Kuchens aufsetzen und das Amaretto-Herz mit einer weiteren Lage Marmelade bestreichen.

Im Anschluss das Herz mit dem sehr dünn gerollten Marzipan (zwischen zwei großen Gefrierbeuteln ausrollen) einwickeln und für 1 bis Stunden in den Kühlschrank stellen.

10.) Für die Glasur: Die Schokolade in kleinere Stücke zerbrechen und die Gelatine zum Einweichen in kaltes Wasser geben. Nun die Sahne für einen kurzen Moment aufkochen und über die zerbröselte Schokolade unter ständigen Rühren gießen, so dass sich diese auflöst.

Im Anschluss die Masse mit der eingeweichten Gelatine vermengen. Die Glasur gut vermischen und abschließende mit der kalten Butter verrühren. Die Glasur soweit durch Rühren abkühlen, bis eine dickliche Konsistenz erreicht wird.

11.) Das Amaretto Herz aus dem Kühlschrank nehmen und auf ein Gitter stellen. Eine große Schüssel darunter positionieren. Die Glasur über das Herz laufen lassen und ggf. mit einer Palette gleichmäßig über das Herz verteilen. Die Glasur bei Zimmertemperatur ruhen lassen, bis sie getrocknet ist und das Herz beliebig dekorieren.

3. Anisplätzchen

Vorbereitungszeit: 25 Minuten
Backzeit: 10 Minuten

Fertig in: 35 Minuten

Zutaten:

- 150 g Zucker
- 150 g Speisestärke
- 6 Eier

- 2 TL gemahlener Anis, gemahlen
- Salz

Zubereitung:

1.) Zuerst die Eier trennen. Im Anschluss das Eiweiß mit einer Prise Salz steifschlagen.

2.) In kleinen Portionen den Zucker in die Eiweißmasse einrieseln lassen. Als nächsten die Eigelbe leicht verquirlen und ebenfalls hinzufügen.

3.) Die übrigen Zutaten einstreuen und gut unterheben.

4.) Ein Blech mit Backpapier auslegen und darauf mit der Hilfe von zwei Löffeln kleine Häufchen formen.

5.) Den Ofen auf 175 °C vorheizen und die Plätzchen darin für 10 Minuten backen. Vor dem Verzehr etwas abkühlen lassen.

4. Apfel-Mandel-Kugeln

Vorbereitungszeit: 45 Minuten
Backzeit: 15 Minuten

Fertig in: 60 Minuten

Zutaten:

- 500 g gemahlene Mandeln
- 300 g Honig
- 300 g Mandeln gestiftet
- 150 g Mehl

- 4 Eier
- 2 Apfel
- 2 Vanilleschoten
- 2 Msp. Zimt

Zubereitung:

1.) Die Zutaten Honig und Eier werden miteinander zu einer schaumigen Masse verrührt.

2.) Die Äpfeln sind zu schälen und anschließend sehr fein zu reiben. Die Apfelmasse gut ausdrücken und mit Mehl und den Mandeln mit der Eimasse verrühren. Noch die Gewürze hinzufügen und dann den Teig kräftig verkneten.

3.) Jetzt werden aus dem Teig kleine Kugeln geformt. Die gestifteten Mandeln auf der Arbeitsfläche ausbreiten und die Kugeln darin rollen.

4.) Nun ein Backblech mit einem Backpapier belegen und die Kugeln darauf verteilen.

5.) Bei 180 °C werden die Plätzchen nun für maximal 15 Minuten im Backofen fertig gebacken. Nach dem Abkühlen sind sie direkt bereit zum Verzehren.

5. Aprikosenherzen

Vorbereitungszeit: 90 Minuten
Backzeit: 12 Minuten

Fertig in: 102 Minuten

Zutaten:

- 500 g Mehl
- 300 g Zucker
- 300 g Butter
- 40 g Walnusskerne
- 40 g Mandelstifte
- 2 Eier

- 4 Packungen Kuvertüre
- 2 Packungen Vanillezucker
- 1 Prise Salz
- 2 Prisen Ingwer gerieben
- Aprikosenmarmelade

Zubereitung:

1.) Die Butter mit einem Löffel in kleine Flocken zerkleinern.

2.) Mehl, Zucker, Vanillezucker, Ingwer und Salz in einer Schüssel miteinander vermengen. Eier und Butterflocken hinzufügen und mit einem Handrührgerät zu einem Teig vermengen.

3.) Etwas Mehl auf der Arbeitsfläche ausstreuen und den Teig nochmals mit der Hand durchkneten. Im Anschluss den Teig in Frischhaltefolie einwickeln und für 60 Minuten im Kühlschrank lagern.

4.) Nach der Ruhezeit den Teig ausrollen und Herzen ausstechen. So lange wiederholen bis der gesamte Teig verarbeitet wurde.

5.) Den Ofen auf 200 °C vorheizen. Ein Backblech mit Backpapier auslegen und die Herzen dort mit etwas Abstand platzieren. Für 12 Minuten backen. Danach abkühlen lassen.

6.) Die Kuvertüre im Wasserbad schmelzen. Jeweils zwei Herzen mit Hilfe der Aprikosenmarmelade zusammenkleben. Eine der Hälften mit Kuvertüre bestreichen und diese mit den Nüssen bestreuen. Vor dem Verzehr zuerst trocknen lassen.

6. Ausstechplätzchen

Vorbereitungszeit: 120 Minuten
Backzeit: 10 Minuten

Fertig in: 130 Minuten

Zutaten:

- 400 g Mehl
- 200 g Zucker
- 200 g Butter

- 100 g Kakaopulver
- 1 Ei
- 1 Packung Vanillezucker

Zubereitung:

1.) Eine Schüssel bereitstellen und darin Mehl, Zucker, Kakaopulver und Vanillezucker vermengen.

2.) Mit einem Löffel die Butter in kleine Flöckchen zerteilen und gemeinsam mit dem Ei ebenfalls in die Schüssel füllen. Mit der Hilfe eines Handrührgeräts zu einem Teig verrühren.

3.) Den Teig mit den Händen zu einer Kugel formen und diese im Anschluss in Frischhaltefolie einwickeln. Für 90 Minuten im Kühlschrank ruhen lassen.

4.) Den Teig danach dünn ausrollen und mit Förmchen ausstechen. Gegebenenfalls öfter wiederholen um den gesamten Teig zu verarbeiten.

5.) Die ausgestochenen Plätzchen auf ein eingefettetes oder mit Backpapier ausgelegtes Blech legen und dort im Backofen für 10 Minuten bei 175 °C backen.

7. Bananen-Löffel-Plätzchen

Vorbereitungszeit: 40 Minuten   *Fertig in: 60 Minuten*
Backzeit: 20 Minuten

Zutaten:

- 400 g Mehl
- 500 g Weizenmehl
- 240 g Raffinade-Zucker fein
- 150 g Sonnenblumen Margarine
- 100 g Bananenchips
- 2 Eier

- 2 EL saure Sahne
- 2 EL Vanillezucker
- 4 EL Puderzucker zum Bestäuben
- 2 Msp. Backpulver

Zubereitung:

1.) Alle Zutaten bereitstellen und dann Vanillezucker, Zucker, Margarine sowie die klein gehackten Bananenchips zu einer Masse schaumig verrühren.

2.) Dazu kommen die Eier sowie saure Sahne, Backpulver und Mehl, damit ein fester Teig entstehen kann.

3.) Der Backofen wird nun auf 180 °C vorgewärmt und ein Backblech mit einem Backpapier belegt.

4.) Hierauf können möglichst viele kleine Teighäufchen verteilt werden, wobei auf genügend Platz zu achten ist. Der Teig läuft auseinander beim Backen. Die Plätzchen können für maximal 20 Minuten in den Backofen.

5.) Sind die Plätzchen nach dem Backen gut ausgekühlt, dann können sie mit Puderzucker bestäubt werden.

8. Basler Leckerli

Vorbereitungszeit: 60 Minuten
Backzeit: 20 Minuten

Fertig in: 80 Minuten

Zutaten:

Teig:
- 500 g Mehl
- 350 g Honig
- 150 g brauner Zucker
- 140 g gemahlene Mandeln
- 120 g Mandeln
- 100 g gehacktes Zitronat
- 100 g gehacktes Orangeat
- 40 g Butter
- 4 Eier
- 1 Packung Lebkuchengewürz

- 4 EL Kirschwasser
- 2 EL Wasser
- 2 TL Kakao
- 2 TL gemahlener Zimt
- 2 TL Pottasche
- abgeriebene Schale von 1 Zitrone
- 2 Prisen Salz
- Außerdem:
- 150 g Mehl

Glasur:
- 300 g Zucker
- 12 EL Kirschwasser
- 12 EL Wasser

Zubereitung:

1.) Die Pottasche in einer kleinen Schüssel mit etwa 2 EL Wasser und dem Kirschwasser auflösen.

2.) Einen Topf auf dem Herd bereitstellen und darin zuerst die Butter gemeinsam mit dem Honig sowie dem braunen Zucker bei mittlerer Hitze langsam schmelzen. Das Umrühren nicht vergessen, da der Zucker leicht anbrennen kann. Im Anschluss etwas abkühlen lassen.

3.) In der Zwischenzeit die Mandeln in einer Schüssel mit heißem Wasser übergießen und diese dort für etwa 2 bis 3 Minuten belassen. Die Schalen abziehen und als nächsten Schritt die Mandeln mit einem Messer je nach Geschmack grob oder auch etwas feiner hacken.

9. Bärentatzen

Vorbereitungszeit: 180 Minuten
Backzeit: 10 Minuten

Fertig in: 190 Minuten

Zutaten:

- 300 g gemahlene Mandeln
- 250 g Zucker
- 80 g geriebene Schokolade Halbbitter
- 75 g dunkle Schokoladenkuvertüre
- 5 Eiweiß

- 7 EL Mehl
- 2 TL Backpulver
- 2 TL geriebene Zitronenschale
- 1 TL gemahlener Zimt
- 1 Prise Salz
- feiner Zucker

Zubereitung:

1.) Das Eiweiß gemeinsam mit einer Prise Salz in eine Schüssel geben und dort mit einem Schneebesen oder Handmixer steifschlagen In kleinen Portionen unter Rühren den Zucker hinzufügen, so dass die Masse noch fester wird.

2.) Danach die Schokolade reiben oder mit einem Messer sehr fein hacke. Die zerkleinerte Schokolade gemeinsam mit dem Mehl in eine Schüssel geben und dort kurz vermengen. In kleinen Portionen mit einem Kochlöffel den Eischnee in die Mischung einarbeiten und dabei so unterheben, dass die Leichtigkeit der Mischung erhalten bleibt.

3.) Die übrigen Zutaten ebenfalls unterheben und dabei sehr sparsam mit dem Rühren sein für ein möglichst lockeres Ergebnis. Aus dem entstandenen Teig eine Rolle formen und diese in Frischhaltefolie einwickeln. Im Kühlschrank für mindestens zwei Stunden lagern.

4.) Stücke von der Rolle abschneiden und in die typische Muschelform schneiden oder die entsprechenden Formen hierfür verwenden. Über Nacht antrocknen lassen. Dies verhindert Risse und sorgt für eine schönere Optik.

5.) Im nächsten Schritt die Plätzchen auf ein Backblech legen und im Backofen bei 200 °C backen. Danach auskühlen lassen und eventuell mit etwas flüssiger Kuvertüre überziehen. Diese vor dem Verzehr komplett trocknen lassen.

10. Bethmännchen

Vorbereitungszeit: 90 Minuten
Backzeit: 15 Minuten

Fertig in: 105 Minuten

Zutaten:

- 300 g Marzipanrohmasse
- 100 g Puderzucker
- 150 g Mandelblättchen
- 75 g Mandeln (ganze geschälte Mandeln)

- 50 g Mehl
- 2 Eier
- 5 Tropfen Rosenwasser

Zubereitung:

1.) Die Eier trennen. Im Anschluss die Marzipanrohmasse mit einem Messer hacken oder in feine Würfel schneiden. Als letzten Schritt der Vorbereitung die ganzen Mandeln halbieren.

2.) Marzipan, Rosenwasser, Puderzucker, Mandelblättchen, Mehl und das Eiweiß zu einem Teig kneten. Diesen mit einem Küchentuch oder Frischhaltefolie abdecken und für eine Stunde im Kühlschrank lagern.

3.) Ein Backblech mit Backpapier auslegen und als Nächstes die Eigelb verquirlen.

4.) Mit den Händen aus dem Teig Kugeln formen. In jeder der Kugeln eine halbe Mandel leicht eindrücken. Mit der Eigelbmasse bestreichen und für 15 Minuten in dem auf 150 °C vorgeheizten Ofen backen. Vor dem Servieren abkühlen lassen.

11. Berliner Brot

Vorbereitungszeit: 20 Minuten   *Fertig in: 60 Minuten*

Backzeit: 40 Minuten

Zutaten:

- 400 g Farinzucker
- 400 g Mehl
- 200 g gehackte Mandeln
- 35 g Butter
- 2 Eier

- 1 EL Kakao
- 1 TL Backpulver
- 1 TL Piment
- 1 TL Zimt
- 200 ml Wasser

Zubereitung:

1.) Eine Schüssel bereitstellen und darin zuerst Butter, Eier und Zucker mit einem Handrührgerät schaumig schlagen.

2.) Die übrigen Zutaten bis auf die Mandeln hinzufügen und ebenfalls zu einem glatten Teig verarbeiten.

3.) Das Handrührgerät zur Seite legen und mit einem Kochlöffel die gehackten Mandeln einrühren.

4.) Ein Backblech für Brownies mit Butter einfetten und den Teig darin glatt verstreichen.

5.) Den Backofen auf 160 °C vorheizen und den Teig dort für 35 bis 40 Minuten backen. Nach der Backzeit abkühlen lassen und in Quadrate oder auch Rauten schneiden.

12. Braune Kuchen

Vorbereitungszeit: 30 Minuten
Backzeit: 8 Minuten

Fertig in: 38 Minuten

Zutaten:

- 1 kg Mehl
- 350 g Zucker
- 175 g Butter
- 175 g Schweineschmalz
- 200 g Zitronat

- 200 g gemahlene Mandeln
- 15 g Pottasche
- 750 ml Zuckerrübensirup
- 2 Zitronen
- 2 Prisen Kardamom

Zubereitung:

1.) Butter, Schmalz, Sirup und Zucker in einen kleinen Topf geben und auf dem Herd zum Kochen bringen. In der Zwischenzeit die Pottasche mit etwas Wasser vermengen und der Masse im Topf hinzufügen.

2.) Die Zitronenschale abreiben und mit den übrigen Zutaten in eine Schüssel geben. Alles gut vermengen und danach mit einem Küchentuch abdecken. Einen kühlen Ort suchen und den Teig dort für vier Wochen ruhen lassen.

3.) Ist die Ruhephase beendet die Arbeitsfläche mit Mehl bestreuen und den Teig darauf ausrollen. Plätzchen ausstechen oder mit einem Messer die gewünschten Formen ausschneiden.

4.) Ein Backblech mit Backpapier auslegen und die Plätzchen darauf verteilen. Im auf 175 °C vorgeheizten Ofen für 8 Minuten backen. Vor dem Verzehr abkühlen lassen.

13. Braunkuchenkekse

Vorbereitungszeit: 150 Minuten   *Fertig in: 160 Minuten*
Backzeit: 10 Minuten

Zutaten

- 500 g Mehl
- 150 g Butter oder Margarine
- 150 g dunklen Sirup
- 150 g Zucker

- 75 g hellen Sirup
- 2 Eier
- 1 TL Natron
- Braunkuchengewürz

Zubereitung:

1.) Die Butter oder alternativ die Margarine mit einem Löffel in kleine Flocken zerteilen.

2.) Eine Schüssel bereitstellen und darin zuerst die Butterflocken mit dem hellen und dunklen Sirup sowie dem Zucker vermengen. Im Anschluss die übrigen Zutaten hinzufügen und alles mit Hilfe der Küchenmaschine oder einem Handrührgerät zu einem glatten Teig vermengen.

3.) Die Arbeitsfläche mit etwas Mehl bedecken und dort den Teig nochmals mit den Händen durchkneten. In Frischhaltefolie einwickeln und für zwei Stunden im Kühlschrank lagern.

4.) Nach Ablauf der Ruhephase den Teig auf der mit Mehl bedeckten Arbeitsfläche dünn ausrollen und mit den vorhandenen Formen die Plätzchen ausstechen. Diesen Vorgang so oft wiederholen bis der komplette Teig aufgebraucht ist.

5.) Den Ofen auf 180 °C vorheizen. Ein Backblech mit Backpapier auslegen. Die Plätzchen mit ausreichend Abstand auf dem Blech verteilen.

6.) Die Plätzchen für 10 Minuten backen. Im Anschluss vollständig abkühlen lassen.

14. Bremer Brot

Vorbereitungszeit: 30 Minuten
Backzeit: 30 Minuten

Fertig in: 60 Minuten

Zutaten

- 250 g Mehl
- 125 ml warmes Wasser
- 1 Ei

- 1/2 Würfel Hefe
- 1 Packung Vanillezucker
- 1 Msp. Salz

Zubereitung:

1.) Im ersten Schritt wird die Hefe in Wasser aufgelöst.

2.) Jetzt die Hefe mit Salz, Eiern, Zucker und Mehl zu einem Teig verkneten. Der Teig muss nun 20 Minuten gehen.

3.) Nach dem der Teig noch einmal kurz durchgeknetet wurde werden daraus Rollen geformt. Diese sollte eine Dicke von 5 cm haben und die Länge des genutztes Backbleches.

4.) Die Rollen aufs Backblech legen und noch einmal 20 Minuten gehen lassen.

5.) Nun wird der Backofen auf 200 °C vorgeheizt und die Rollen dann darin für eine halbe Stunde gebacken.

6.) Die fertigen Brote müssen jetzt ausgiebig über Nacht auskühlen. Am nächsten Tag sollte man eine Mischung aus Zucker und Zimt mischen und die kalten Brote auf einer Seite mit Wasser bepinseln. Diese Seite kann in der Zuckermischung wälzen.

7.) Jetzt werden die Brote mit der Zuckerseite nach oben auf ein Backblech gelegt und noch einmal in den Backofen geschoben. Hier können sie bei einer Temperatur von 120 °C schön kross werden.

15. Brombeerkränze

Vorbereitungszeit: 30 Minuten   Fertig in: 45 Minuten
Backzeit: 15 Minuten

Zutaten:

- 400 g Brombeermarmelade
- 300 g Mehl
- 300 g geriebene Haselnüsse
- 200 g Butter

- 160 g Feinkristallzucker
- 100 g Puderzucker
- 4 Eiweiß
- 4 EL Sauerrahm

Zubereitung:

1.) Mit den Zutaten Puderzucker, Butter und Mehl kann ein Mürbeteig geknetet werden.

2.) Nun wird noch der Sauerrahm untergeknetet und der Teig wird ausgerollt.

3.) Damit Kreise entstehen, kann jetzt ein Glas oder eine runde Ausstechform zum Einsatz kommen.

4.) Alle Kreise werden auf einem Backblech platziert und müssen nun im Kühlschrank gut gekühlt werden.

5.) Danach wird eine Masse aus geschlagenem Eiweiß, Zucker und Nüssen gerührt, die anschließend in einem Spritzbeutel gefüllt wird.

6.) Damit wird ein Rand auf die gut gekühlten Plätzchenkreise gespritzt und dann wird das Backblech für maximal 15 Minuten in den Backofen geschoben bei 180 Grad.

7.) Jetzt sollten die fertigen Plätzchen gut abkühlen, denn es fehlt noch das fruchtige Herz aus Marmelade.

8.) Die Brombeermarmelade wird hierfür erwärmt und in einem Spritzbeutel gefüllt. So kann die Marmelade schnell und sicher aufgespritzt werden und das Plätzchenvergnügen perfekt abrunden.

9.) Wer seine Brombeerplätzchen besonders schön den Gästen präsentieren will, der sollte diese zusätzlich mit einem Gitter aus Streifen mit weißer Schokolade verzieren. Hierbei kann das Plätzchen aber auch ganz in die weiße Schokolade eingetaucht werden, sodass ein kleiner weißer Plätzchentraum mit einer fruchtigen Füllung aus Brombeermarmelade entsteht.

16. Bunte Butter-plätzchen

Vorbereitungszeit: 90 Minuten
Backzeit: 10 Minuten

Fertig in: 100 Minuten

Zutaten:

- 400 g Mehl
- 250 g Butter

- 125 g Zucker
- 3 Eigelb

als Aroma: Rumaroma, Vanillemark oder Zitronenschale
dazu noch: 1 Eigelb mit etwas Milch verrührt und essbare Dekoration zum
Bestreuen

Zubereitung:

1.) Die Butter mit einem Löffel zu Flocken zerkleinern. Zusammen mit Mehl, Zucker, Eigelben und dem bevorzugten Aroma in eine Schüssel geben. Dort mit einem Handrührgerät zu einem Teig vermengen.

2.) Den Teig mit den Händen zu einer Kugel formen und mit Frischhaltefolie umwickeln. Im Anschluss für mindestens eine Stunde im Kühlschrank ruhen lassen.

3.) Den Teig danach dünn ausrollen und mit unterschiedlichen Formen ausstechen. So lange wiederholen bis der gesamte Teig zu Plätzchen geformt ist. Wer es einfacher mag, kann den Teig natürlich auch mit einem Messer in Rauten oder andere Formen schneiden. Die Plätzchen danach auf einem eingefetteten oder mit Backpapier ausgelegten Blech verteilen.

4.) Das verbleibende Eigelb mit etwa 2 bis 3 EL Milch anrühren und diese mit einem Pinsel auf dem Plätzchen verteilen. Die bevorzugte Dekoration darauf verteilen.

5.) Für 10 Minuten in den auf 175 °C vorgeheizten Ofen schieben. Vor dem Verzehr etwas auskühlen lassen.

17. Bunte Nikolaus-stiefel

Vorbereitungszeit: 48 Minuten   *Fertig in: 60 Minuten*
Backzeit: 12 Minuten

Zutaten:

- 400 g Mehl
- 250 g Butter
- 200 g gemahlene Mandeln
- 160 g Puderzucker
- 100 g bunte Streusel

- 4 Eigelbe
- 5 TL Zitronensaft
- rote und blaue Lebensmittelfarbe

Zubereitung:

1.) Zutaten wie Eigelb, Butter, Puderzucker, Mehl und Mandeln alle in eine Schüssel geben und kräftig verkneten. So kann ein geschmeidiger Teig entstehen, der nun einfach für eine halbe Stunde im Kühlschrank ruhen sollte. Hierfür sollte er in Alufolie gewickelt werden.

2.) Jetzt wird der Teig ausgerollt und die das Förmchen in Stiefelform genutzt.

3.) Danach sollte der Backofen auf 200 °C vorgeheizt werden und die Plätzchen auf einem Backblech verteilt werden. Hierbei kann die Nutzung eines Backpapiers von Vorteil sein.

4.) Die Plätzchen sind maximal für 12 Minuten im Backofen zu backen und danach sollten sie ausreichend gekühlt werden vor dem Verzieren.

5.) Fürs Verzieren werden Zitronensaft und Puderzucker vermischt. Nun kommen die Lebensmittelfarben zum Einsatz, wobei die Farben Hellblau und Rosa gewählt werden können.

6.) Mit den Streuseln kann jetzt ein fröhlicher Nikolausstiefel dekoriert werden, der allen Kindern und auch Erwachsenen viel Freude im Stiefel bringt.

18. Butterschnitten mit Pistazien

Vorbereitungszeit: 30 Minuten   Fertig in: 37 Minuten
Backzeit: 7 Minuten

Zutaten:

Teig:

- 400 g Mehl
- 250 g geriebene Mandeln
- 250 g Butter
- 200 g Zucker
- 4 Eigelb

- 2 Msp. Zimt
- 2 Msp. Nelken
- Zitronensaft
- Zitronenschale

Guss:

- 250 g Puderzucker
- 2 Eiweiß
- Zitronensaft
- 40 g Pistazien

Zubereitung:

1.) Im ersten Schritt wird die Butter in einer Schüssel schaumig verrührt und alle bereitstehenden Zutaten sollte dann nacheinander noch hinzugefügt werden. So kann ein geschmeidiger Teig entstehen.

2.) Diese Teig wird nun ausgerollt und kann mit einem Backrad oder einem Messer in kleine Schnitten geschnitten werden.

3.) Danach sollte der Backofen auf 180 °C vorgeheizt werden und die Plätzchen auf ein Backblech platziert sein, auf dem ein Backpapier liegt.

4.) Jetzt wird das Backblech in den Backofen geschoben, wo die Plätzchen maximal 7 Minuten gebacken werden.

5.) Im nächsten Schritt werden Zitronensaft, Eiweiß und Puderzucker zu einem Guss vermischt und mit einem Pinsel auf die Schnitten aufgetragen.

6.) Nun können die Plätzchen für maximal 7 Minuten bei 160 °C im Backofen trocknen, damit sie ganz frisch noch serviert werden können.

19. Christmas Cookies

Vorbereitungszeit: 155 Minuten
Backzeit: 20 Minuten

Fertig in: 175 Minuten

Zutaten:

- 400 g Mehl
- 200 g Butter
- 100 g Zucker
- 1 Ei
- 1 Vanilleschote

- 1 Eigelb
- 1 Packung Vanillezucker
- 1 Packung Backpulver
- essbare Dekomaterialien

Zubereitung:

1.) Die Vanilleschote halbieren und mit einem Messer vorsichtig aus beiden Hälften das Mark auslösen.

2.) Eine Schüssel bereitstellen und darin zuerst Mehl, Zucker, Vanillezucker und Backpulver vermengen.

3.) Das Ei sowie die Butter und das Vanillemark hinzufügen und alles mit dem Handrührgerät oder der Küchenmaschine zu einem Teig vermengen.

4.) Den Teig in Frischhaltefolie einwickeln und 2 Stunden im Kühlschrank belassen.

5.) Den Teig nach der Ruhephase auf einer bemehlten Arbeitsfläche dünn ausrollen und mit den vorhanden Formen die Plätzchen ausstechen. So lange wiederholen bis der gesamte Teig verarbeitet wurde.

6.) Den Ofen auf 180 °C vorheizen. Ein Backblech mit Backpapier auslegen. Die Plätzchen hierauf mit ausreichend Abstand zueinander platzieren. Mit dem Eigelb bestreichen und die Dekoration darauf verteilen. Ist die Dekoration nicht für den Bachofen geeignet diesen Schritt einfach nach dem Backen ohne das Eigelb nachholen.

7.) Für 20 Minuten im Ofen backen und vor dem Verzehr vollständig abkühlen lassen.

20. Cookies mit Macadamianüssen

Vorbereitungszeit: 30 Minuten   *Fertig in: 42 Minuten*
Backzeit: 12 Minuten

Zutaten:

- 400 g Mehl
- 350 g Macadamianüsse
- 300 g weiße Schokolade
- 300 g Butter

- 250 g Rohrzucker
- 2 Eier
- 2 Packungen Vanillezucker
- 2 TL Backpulver

Zubereitung:

1.) Die Butter gemeinsam mit dem Vanillezucker und dem Rohrzucker in eine Schüssel füllen. Mit einem Schneebesen schaumig schlagen. Mehl, Backpulver und Eier hinzufügen und zu einem Teig vermengen.

2.) Die weiße Schokolade hacken und gemeinsam mit den Macadamianüssen dem Teig beimischen.

3.) Ein Blech mit Backpapier auslegen mit der Hilfe von zwei Löffeln kleine Häufchen auf dem Blech formen. Mit dem Löffel leicht andrücken.

4.) Im auf 160 °C vorgeheizten Backofen für 12 Minuten backen und danach vor dem Verzehren leicht abkühlen lassen.

21. Damenkrapfen

Vorbereitungszeit: 50 Minuten
Backzeit: 10 Minuten

Fertig in: 60 Minuten

Zutaten:

- 320 g Mehl
- 250 g Butter
- 100 g Zucker

- 4 Eigelb
- 1 Packung Backpulver
- Konfitüre

Zubereitung:

1.) In einer großen Schüssel Eigelb, Zucker und Butter zu einer schaumigen Masse verrühren. Dazu kommt das Mehl, dass am Besten gesiebt wird.

2.) Die Masse gut verkneten bis ein glatter Teig entsteht. Diesen zu einer Kugel formen und für eine halbe Stunde in Alufolie in den Kühlschrank stellen.

3.) Nun werden aus dem Teig Kugeln geformt. Diese auf ein Backblech mit einem Backpapier legen.

4.) Die Kugeln sollen nun mit einem Holzlöffelstiel eine kleine Mulde erhalten. In diese Mulde kann die gewünschte Marmeladensorte eingefüllt werden.

5.) Den Backofen jetzt auf 175 °C vorheizen und das Backblech für 10 Minuten in den Backofen schieben.

6.) Die fertigen Kugeln gut auskühlen lassen und dann ganz frisch servieren.

22. Dominosteine

Vorbereitungszeit: 40 Minuten
Backzeit: 25 Minuten

Fertig in: 65 Minuten

Zutaten:

- 450 g dunkle Kuvertüre
- 300 g Margarine
- 300 g Himbeergelee
- 300 g Marzipan
- 250 g Puderzucker
- 200 g Mehl

- 75 g Speisestärke
- 7 Eier
- 2 EL Kakao
- 3 TL Lebkuchengewürz
- 2 TL Backpulver
- 2 Prisen Salz

Zubereitung:

1.) 4 Eier trennen und danach den Puderzucker gemeinsam mit der Margarine in eine Schüssel geben. Darin mit einem Schneebesen schaumig rühren. Das vorbereitete Eigelb und zwei weitere Eier hinzufügen und diese Masse gut vermengen. Speisestärke, Kakao, Backpulver, Salz, Lebkuchengewürz und Mehl hinzufügen und alle Zutaten in der Schüssel sehr gut vermengen.

2.) Das verbleibende Eiweiß steifschlagen in kleinen Portionen unter den bereits vorhandenen Teig heben. Nur selten umrühren, um die Luftblasen im Eiweiß zu erhalten.

3.) Ein Blech mit Backpapier auslegen und darauf den Teig verteilen. Diesen glattstreichen und für 25 Minuten in den auf 160 °C vorgeheizten Ofen backen. Den Teig danach vollständig abkühlen lassen.

4.) Den Teig halbieren. Auf eine Hälfte Gelee und auf die andere Marzipan verstreichen. Die Hälften in kleine Vierecke schneiden und auf den Würfeln mit Gelee jeweils eine mit Marzipan heben.

5.) Die Kuvertüre im Wasserbad schmelzen und die Dominosteine damit umhüllen. Vor dem Servieren die Schokolade komplett trocknen lassen.

23. Duchesses

Vorbereitungszeit: 30 Minuten   *Fertig in: 50 Minuten*
Backzeit: 20 Minuten

Zutaten:

- 450 g dunkle Kuvertüre
- 500 g Puderzucker
- 400 g gemahlene Mandeln
- 300 g gemahlene Haselnüsse
- 300 ml Sahne

- 300 g Schokolade
- 100 g Margarine
- 12 Eiweiß
- 4 EL Puderzucker

Zubereitung:

1.) Im ersten Schritt sollte das Eiweiß sehr steif geschlagen werden.
2.) Danach werden der Puderzucker und die Margarine, die vorher geschmolzen wurde, vorsichtig unter den Eischnee gehoben.
3.) Dazu kommen noch Haselnüsse und Mandeln, die auch nur sehr vorsichtig behandelt werden sollten.
4.) Die Masse kann nun in einen Spritzbeutel gehoben werden und so auf einem Backblech verteilt werden. Wer aber mit dieser Methode nicht zurande kommt, der kann auch zum Formen der Plätzchen zwei kleine Teelöffel verwenden. Als Unterlage auf dem Backblech empfiehlt sich wie immer das Backpapier.
5.) Nun sollte der Backofen auf 175 °C vorgeheizt werden. Die Plätzchen können so im Backofen für maximal 20 Minuten backen.
6.) In dieser Zeit kann aus geschmolzener Schokolade, geschlagener Sahne und Puderzucker die Masse für die Füllung hergestellt werden.
7.) Jetzt werden immer zwei Plätzchen benötigt, die mit Füllung versehen zusammen geklappt sein müssen. Mit einem kühlen Aufbewahrungsort kann das doppelte Plätzchen stets bestens gelingen und wird alle Plätzchenfans erfreuen.

24. Elisenlebkuchen

Vorbereitungszeit: 30 Minuten   *Fertig in: 40 Minuten*
Backzeit: 10 Minuten

Zutaten:

Teig:

- 500 g Mandeln
- 450 g Zucker
- 60 Backoblaten mit einem Durchmesser von 4 cm
- 4 Eier

- 1 Orange (Bio)
- 1 Zitrone (Bio)
- 1 TL gemahlener Zimt
- 1 Prise Salz
- 1 Prise Muskat

Guss:

- 200 g Puderzucker
- 5 EL Zitronensaft

Zubereitung:

1.) Die Schalen der Orange und Zitrone entweder abreiben oder mit einem Obst- und Gemüseschäler in einer dünnen Schicht entfernen. Bei Bedarf mit einem Messer noch weiter zerkleinern.

2.) Für den Teig zuerst die Eier und den Zucker miteinander vermengen und leicht schaumig schlagen. Die Mandeln und die zuvor vorbereiteten Zitrusschalen ebenfalls hinzufügen und gut miteinander vermengen. Zum Schluss Zimt, Salz und Muskat hinzufügen und nochmals gründlich vermischen.

3.) Die Oblaten auf ein mit Backpapier ausgelegtes Blech platzieren und den Ofen auf 160° vorheizen. Auf jeder Oblate einen Klecks der Teigmasse platzieren und für 10 Minuten backen.

4.) In der Zwischenzeit die Zutaten für den Guss in einer kleinen Schüssel vermengen. Diesen auf den noch warmen Elisenlebkuchen aufstreichen und vor dem Verzehr vollständig trocknen lassen.

25. Engelsaugen

Vorbereitungszeit: 145 Minuten
Backzeit: 12 Minuten

Fertig in: 157 Minuten

Zutaten:

- 500 g Mehl
- 300 g Butter
- 125 g Puderzucker
- 3 Eigelb

- 3 TL Vanillezucker
- 2 TL Zitronenaroma
- 1 Prise Salz
- Johannisbeerkonfitüre

Zubereitung:

1.) Die Butter mit einem Löffel in kleine Flocken zerteilen.
2.) Eine Schüssel bereitstellen und darin zuerst Mehl, Puderzucker, Vanillezucker und Salz gut miteinander vermengen. Die Butterflocken, Eigelb und Zitronenaroma hinzufügen und mit einem Handrührgerät oder der Küchenmaschine zu einem glatten Teig vermengen.
3.) Etwas Mehl auf der Arbeitsfläche verteilen und den Teig dort nochmals mit den Händen durchkneten. Den Teig in Frischhaltefolie einpacken und für zwei Stunden im Kühlschrank lagern.
4.) Den Ofen auf 190 °C vorheizen. Ein Backblech mit Backpapier auslegen. Den Teig nach der Ruhezeit mit den Händen zu kleinen Kugeln formen. Diese mit etwas Abstand zueinander auf dem Blech verteilen. Die Kugeln etwas andrücken. Mit dem Daumen oder einem Küchenlöffel eine kleine Vertiefung in die Oberfläche der Plätzchen machen.
5.) Die Plätzchen für 12 Minuten backen. Die Marmelade mit einem Teelöffel in die Vertiefung füllen und erst, wenn diese etwas getrocknet ist, verzehren.

26. Florentiner

Vorbereitungszeit: 45 Minuten
Backzeit: 10 Minuten

Fertig in: 55 Minuten

Zutaten:

- 300 g Haselnüsse
- 250 g Mandeln
- 250 g Zartbitterkuvertüre
- 150 g Schlagsahne
- 125 g brauner Zucker
- 100 g kandierte Kirsche

- 50 g Zitronat
- 50 g Orangeat
- 75 g Butter
- 60 g Honig
- 2 Packungen Vanillezucker

Zubereitung:

1.) Ein Backblech vorbereiten und den Ofen auf 200 °C vorheizen. Darin die Haselnüsse für 10 Minuten rösten und im Anschluss vollständig abkühlen lassen. Die Häute der Nüsse so gut es geht entfernen. Die Haselnüsse danach fein hacken. Im Anschluss auch die Kirschen sowie Orangeat und Zitronat mit einem Messer noch feiner hacken.

2.) In einem Topf auf dem Herd Sahne, Honig, Butter, Zucker und Vanillezucker aufkochen und köcheln lassen bis der Zucker und die Butter vollständig geschmolzen sind. Den Topf vom Herd nehmen und die bereits vorbereiteten Zutaten hinzufügen. Gut umrühren um alles zu vermengen.

3.) Ein Backblech mit Backpapier auslegen. Mit der Hilfe von zwei Löffeln den Teig darauf als kleine Häufchen verteilen. Bei einer Temperatur von 175 °C im Ofen für etwa 10 Minuten backen. Die Florentinerplätzchen kalt werden lassen.

4.) In der Zwischenseite die Kuvertüre im Wasserbad schmelzen und danach entweder eine Seite mit der Schokolade bedecken oder diese grob über den Plätzchen verteilen. Vor dem Verzehr die Schokolade vollständig trocknen lassen.

27. Germkipfel

Vorbereitungszeit: 30 Minuten
Backzeit: 15 Minuten

Fertig in: 45 Minuten

Zutaten:

- 250 g Mehl
- 125 g Sauerrahm
- 125 g Butter
- 1 Ei
- 1 Beutel Trockenhefe

- 1 Prise Salz
- Marmelade
- Puderzucker
- Vanillezucker

Zubereitung:

1.) In eine Schüssel werden Salz, Mehl, Sauerrahm, Eier und Butter sowie die Hefe füllen und zu einem Teig verkneten.

2.) Der Teig muss gut ausgerollt werden und dann werden aus dem Teig Quadrate geschnitten.

3.) In die Mitte der Quadrate kommt ein Teelöffel voll Marmelade und der Teig wird zu einem Kipferl geformt.

4.) Alle Kipferl werden auf ein Backblech mit Backpapier gelegt. Der Backofen wird auf 200 °C vorgeheizt. Die Kipferl kommen maximal 15 Minuten in den Backofen. Sie sollten von außen hellbraun sein.

5.) Nun wird Puderzucker mit Vanillezucker gemischt. Die Kipferl müssen abkühlen und werden dann in der Zuckermischung gut gewälzt.

28. Gewürzschnitten

Vorbereitungszeit: 210 Minuten
Backzeit: 22 Minuten

Fertig in: 232 Minuten

Zutaten:

- 500 g Mehl
- 325 g Zucker
- 200 g geriebene Schokolade
- 200 g geriebene Nüsse
- 200 g Butter
- 150 g Zitronat
- 150 g Orangeat

- 3 Eier
- 1 Packung Backpulver
- 3 EL Rum
- 1 EL Zimtpulver
- 1 EL Nelkenpulver
- 2 Prisen Muskat

Guss:

- 175 g Puderzucker
- 3 EL Rum
- Wasser

Zubereitung:

1.) Die Butter mit einem Löffel in kleine Flocken zerteilen.
2.) Eine Schüssel bereitstellen und darin zuerst Mehl, Backpulver, Zimt, Nelken, Muskat und Zucker mischen. Die Eier, Butterflocken und den Rum hinzufügen und zu einem Teig verarbeiten.
3.) Das Handrührgerät beiseite legen und mit einem Kochlöffel die übrigen für den Teig benötigten Zutaten vorsichtig einarbeiten.
4.) Etwas Mehl auf der Arbeitsfläche ausstreuen und dort den Teig nochmals mit der Hand durchkneten. Den Teig in Frischhaltefolie einwickeln und für drei Stunden im Kühlschrank lagern.
5.) Nach der Ruhezeit den Teig auf der bemehlten Arbeitsfläche ausrollen und in Formen schneiden oder den Teig mit der Hilfe von Förmchen ausstechen. Dies so lange wiederholen bis der gesamte Teig aufgebraucht wurde.
6.) Den Ofen auf 175 °C vorheizen. Ein Backblech mit Backpapier auslegen. Die Plätzchen darauf mit etwas Abstand zueinander auslegen und für ca. 22 Minuten im Ofen backen.

7.) In der Zwischenzeit den Zuckerguss herstellen. Hierzu zuerst Puderzucker und Rum in eine Schüssel geben. Nur so viel Wasser hinzufügen, dass die Masse zwar streichfähig aber dennoch nicht zu flüssig geworden ist.

8.) Den Zuckerguss auf den bereits abgekühlten Plätzchen verteilen. Vor den Verzehr diese zuerst komplett trocknen lassen.

29. Goldplätzchen

Vorbereitungszeit: 35 Minuten
Backzeit: 6 Minuten

Fertig in: 41 Minuten

Zutaten:

- 500 g Mehl
- 250 g Mehl
- 125 g Butter
- 125 g Zucker

- 50 g Mandeln
- 1 Eigelb
- 1 TL Backpulver
- Mehl

Zubereitung:

1.) Eine große Schüssel bereitstellen und alle Zutaten hinein füllen. Diese nun zu einem glatten Teig verkneten.

2.) Den Teig zu einer Kugel formen und in Alufolie verpacken. Diesen für 30 Minuten in den Kühlschrank legen.

3.) Die Arbeitsplatte bemehlen und den Teig darauf ausrollen. Jetzt zu den gewünschten Ausstechformen greifen und die Plätzchen ausstechen. Die ausgestochenen Plätzchen auf ein Backblech legen.

4.) Den Backofen auf 180 °C vorheizen und das Backblech für 6 Minuten in den Backofen schieben.

5.) Die Plätzchen müssen nun noch gut auskühlen und können dann serviert werden.

6.) Wer mag, der kann seine Plätzchen noch mit einem Guss versehen.

30. Grieß-Makronen

Vorbereitungszeit: 30 Minuten
Backzeit: 15 Minuten

Fertig in: 45 Minuten

Zutaten:

- 500 g Zucker
- 500 g gemahlene Mandeln
- 120 g Grieß
- 80 g Zitronat

- 8 Eier
- 2 Bittermandelaroma
- 2 EL Zitronenschale
- Marmelade

Zubereitung:

1.) Im ersten Schritt wird der Eischnee geschlagen.
2.) Dazu wird nun der Grieß und der Zucker gegeben und verrührt.
3.) Zu dieser Masse werden Bittermandelöl, Zitronat, Zitronenschale und die geriebenen Mandeln gegeben und kräftig verrührt.
4.) Mit einem Löffel können nun Makronen geformt werden und gleichmäßig auf einem Backblech mit einem Backpapier verteilt. In der Mitte der Makronen wird mit einem Holzlöffelstiel eine Mulde eingedrückt. Hier kann Zitronat oder Marmelade eingefüllt werden.
5.) Der Backofen wird auf 175 °C vorgeheizt und die Makronen maximal für 15 Minuten in den Backofen geschoben.
6.) Danach die Makronen gut abkühlen lassen und dann ganz frisch servieren.

31. Grießmehl-plätzchen

Vorbereitungszeit: 140 Minuten
Backzeit: 10 Minuten

Fertig in: 150 Minuten

Zutaten:

- 500 g Zucker
- 500 g Grieß
- 500 g Mehl
- 500 g Zucker
- 500 g Margarine

- 2 Eier
- 8 TL Backpulver
- 2 Prisen Salz
- Milch

Zubereitung:

1.) Eine Schüssel bereitstellen und darin zuerst Grieß, Mehl, Zucker, Salz und Backpulver gut miteinander vermischen.

2.) Die Margarine mit einem Löffel zerkleinern und diese gemeinsam mit den Eiern zur Schüssel hinzufügen. Alles mit der Küchenmaschine oder dem Handrührgerät zu einem glatten Teig verarbeiten.

3.) Den Teig zu einer oder mehreren Rollen formen, in Frischhaltefolie einhüllen und für 120 Minuten im Kühlschrank lagern.

4.) Den Ofen auf 175 °C vorheizen. Ein Backblech mit Backpapier auslegen. Den Teig in dünne Scheiben schneiden. Diese mit der Milch bestreichen und auf dem Blech mit etwas Abstand verteilen.

5.) Für ca. 10 Minuten backen und vor dem Verzehr komplett abkühlen lassen.

32. Haferflocken-plätzchen

Vorbereitungszeit: 140 Minuten   *Fertig in: 150 Minuten*
Backzeit: 10 Minuten

Zutaten:

- 400 g Haferflocken
- 300 g Butter
- 300 g Zucker

- 200 g Mehl
- 2 Eier
- 1 Prise Backpulver

Zubereitung:

1.) Die Butter in einem kleinen Topf auf dem Herd bei kleiner bis mittlerer Hitze schmelzen.

2.) Die geschmolzene Butter mit den Haferflocken in einer Schüssel vermengen. Die übrigen Zutaten hinzufügen und zu einem Teig mischen.

3.) Den Backofen auf 150 °C vorheizen. In der Zwischenzeit ein Blech mit Backpapier auslegen und mit der Hilfe von zwei Löffeln den Teig darauf zu kleinen Häufchen formen.

4.) Für ca. 10 Minuten backen und danach vor dem Verzehr etwas abkühlen lassen.

33. Hagelzucker-plätzchen

Vorbereitungszeit: 150 Minuten
Backzeit: 10 Minuten

Fertig in: 160 Minuten

Zutaten:

- 400 g Mehl
- 300 g Butter
- 100 g Brombeergelee

- 1 Ei
- 8 EL Sahne
- 4 EL Hagelzucker

Zubereitung:

1.) Die Butter mit einem Löffel in kleine Flocken zerteilen.
2.) Eine Schüssel bereitstellen und darin die Butterflocken gemeinsam mit dem Mehl und der Sahne zu einem Teig vermengen.
3.) Etwas Mehl auf der Arbeitsfläche verteilen und den Teig dort nochmals mit der Hand kneten. Den Teig in Frischhaltefolie einwickeln und für zwei Stunden im Kühlschrank lagern.
4.) Den Teig auf einer bemehlten Arbeitsfläche dünn ausrollen. Den Teig in der Mitte zweimal zusammenfalten und erneut ausrollen. Diesen Arbeitsschritt noch zweimal wiederholen. Beim dritten Mal den ausgerollten Teig in etwa 8 cm große Rechtecke schneiden.

34. Haselnusskekse

Vorbereitungszeit: 90 Minuten
Backzeit: 12 Minuten

Fertig in: 102 Minuten

Zutaten:

- 500 g Mehl
- 400 g ganze Haselnüsse
- 325 g Zucker
- 325 g Butter
- 200 g Speisestärke

- 3 Eier
- 3 TL Backpulver
- 2 TL Bittermandelaroma
- 2 Fläschchen Vanille-Butter-Aroma

Zubereitung:

1.) Die Butter mit Hilfe eines Löffels in Flocken zerteilen. Im Anschluss die Haselnüsse mit einem Messer hacken. Die Stücke je nach Geschmack entweder größer oder feiner hacken.

2.) Alle Zutaten in eine Schüssel geben und dort mit einem Handrührgerät oder der Küchenmaschine zu einem formbaren Teig verarbeiten. Die Haselnussstücke dürfen bei diesem Teig weiterhin zu erkennen sein.

3.) Mehl auf der Arbeitsfläche verteilen und dort den Teig mit den Händen nochmals durchkneten. Den Teig zu einer großen oder mehreren kleinen Rollen formen und die mit Frischhaltefolie umwickeln. Für 60 Minuten im Kühlschrank lagern.

4.) Den Ofen auf 175 °C vorheizen. Ein Backblech mit Backpapier auslegen. Den Teig aus dem Kühlschrank holen und etwa 1,5 cm breite Stücke abschneiden.

5.) Die Kekse auf dem Blech mit ausreichend Abstand zueinander platzieren. Für ca. 12 Minuten backen. Vor dem Verzehr vollständig abkühlen lassen.

35. Haselnuss-Krokant-Ringe

Vorbereitungszeit: 270 Minuten
Backzeit: 15 Minuten

Fertig in: 285 Minuten

Zutaten:

Teig:

- 340 g Mehl
- 280 g Margarine
- 200 g gemahlene Haselnüsse

- 140 g Zucker
- 100 g Krokant

Verzieren:

- 300 g Kuvertüre
- 100 g Krokant

Zubereitung:

1.) Im ersten Schritt werden alle Zutaten in eine Schüssel gegeben und zu einem glatten Teig verknetet.
2.) Der Teig wird zu einer Kugel geformt und in Alufolie eingepackt. So kommt der Teig für eine halbe Stunde in den Kühlschrank.
3.) Jetzt die Ringe formen und auf ein Backblech mit Backpapier legen.
4.) Den Backofen auf 170 °C vorheizen und die Plätzchen für 15 Minuten in den Backofen schieben.
5.) Die fertigen Plätzchen gut abkühlen lassen. Jetzt wird die Kuvertüre zubereitet und auf die Plätzchen gepinselt. Dazu kann noch der Haselnusskrokant auf die Plätzchen gestreut werden.

36. Haselnussmakronen

Vorbereitungszeit: 25 Minuten
Backzeit: 15 Minuten

Fertig in: 40 Minuten

Zutaten:

- 400 g Puderzucker
- 400 g geriebene Haselnüsse

- 5 Eiweiß
- 1 Packung Vanillezucker

Tipp:

Dieses Rezept eignet sich auch für andere Nussarten wie zum Beispiel Mandeln. Nicht geeignet sind dagegen Nussarten mit einem sehr hohen Fettgehalt wie Walnüsse oder Erdnüsse.

Zubereitung:

1.) Die Eiweiße mit einem Handrührgerät steif schlagen. In kleinen Portionen den Puderzucker sowie den Vanillezucker in die Masse mit einfließen lassen.
2.) Vorsichtig die geriebenen Haselnüsse unterheben ohne zu oft umzurühren.
3.) Ein Backblech entweder einfetten oder mit Backpapier auslegen. Mit der Hilfe von zwei Löffeln kleine Häufchen formen und diese im auf 175 °C vorgeheizten Backofen für 15 Minuten zu Makronen ausbacken.

37. Hausgemachte Husselchen

Vorbereitungszeit: 40 Minuten
Backzeit: 10 Minuten

Fertig in: 50 Minuten

Zutaten:

- 400 g Puderzucker
- 400 g Butter
- 400 g Zucker
- 400 g Mehl
- 200 g weiße Schokolade gerieben
- 300 ml Glühwein
- 100 g Kuvertüre

- 6 Eier
- 2 Vanilleschoten
- 2 Zitronen
- 1 TL Zimt
- 1 TL Kardamom
- 2 Prisen Nelkenpulver
- 2 Prisen Muskatnuss

Zubereitung:

1.) Die Zitronen abwaschen, trocknen und die Schale abreiben. Danach die Zitronen halbieren und den Saft auspressen. Im Anschluss die Vanilleschoten halbieren und mit einem Messer vorsichtig das Mark aus der Mitte kratzen.

2.) Die Butter mit Hilfe eines Löffels in kleine Flocken zerteilen. Diese zusammen mit dem Zucker, Vanillemark und den Eiern in eine Schüssel geben. Mit einem Handrührgerät schaumig schlagen.

3.) In einer zweiten Schüssel das Mehl mit Zimt, Kardamom, Nelken, Muskatnuss und Zitronenschale vermengen.

4.) Die Mischung an trockenen Zutaten langsam der ersten Schüssel hinzufügen und dort ebenfalls gut vermengen. Danach den Glühwein und den Zitronensaft hinzufügen und nochmals alles gut vermengen.

38. Heidesand

Vorbereitungszeit: 300 Minuten
Backzeit: 12 Minuten

Fertig in: 312 Minuten

Zutaten:

- 300 g Mehl
- 250 g Butter
- 100 g Puderzucker
- 75 g Marzipan-Rohmasse

- 2 Eigelb
- 1/2 Zitrone (Schale abgerieben)
- 2 TL Vanillezucker Zucker

Zubereitung:

1.) Die Butter mit einem Messer oder Löffel in Flöckchen zerteilen. Die Marzipanrohmasse ebenfalls zerkleinern. Beides gemeinsam mit dem Puderzucker, dem Vanillezucker und der abgeriebenen Zitronenschale in eine Schüssel geben. Die Zutaten gut miteinander vermengen.

2.) Das Mehl zuerst sieben und später portionsweise in den Teig einarbeiten. Zwei oder drei Teigrollen formen und diese mit Frischhaltefolie umwickeln. Für mehrere Stunden im Kühlschrank lagern.

3.) Vor der weiteren Zubereitung zuerst das Eigelb verquirlen und etwas Zucker auf der Arbeitsfläche verteilen. Mit dem verquirlten Eigelb rundum bestreichen und mit dem Zucker ummanteln.

4.) Den Backofen auf 180 °C vorheizen und die Heidesandplätzchen darin für ca. 12 Minuten goldgelb backen. Vor dem Verzehr etwas abkühlen lassen.

40

39. Herrenbrötchen

Vorbereitungszeit: 30 Minuten   Fertig in: 120 Minuten
Backzeit: 90 Minuten

Zutaten:

- 400 g Mandelstifte
- 400 g Zucker
- 8 Eiweiß

- 1 Päckchen Vanillezucker
- Butter

Tipp:

Die Masse wird im Ofen eigentlich eher getrocknet, weshalb es je nach Modell erforderlich ist, mit der Temperatur sowie der Backzeit zu experimentieren, um wirklich perfekte Ergebnisse zu erhalten.

Zubereitung:

1.) Eine Pfanne auf dem Herd bereitstellen. Darin zuerst ein Stück Butter bei mittlerer Temperatur zerlaufen lassen. Etwa 150 g Zucker hinzufügen und in der Butter auflösen. Die Mandelstifte hinzufügen und diese anbraten bis diese goldbraun sind. Die Pfanne vom Herd nehmen und die Mandeln etwas abkühlen lassen.

2.) Eine Schüssel bereitstellen und darin die Eiweiß mit einem Handrührgerät steif schlagen. Den übrigen Zucker mit dem Vanillezucker vermengen und diesen langsam zum Eischnee einrieseln lassen. So lange weiterrühren bis eine feste klebrige Masse entsteht.

3.) Das Handrührgerät beiseitelegen und mit einem Küchenlöffel vorsichtig die vorbereiteten Mandeln unterheben.

4.) Den Ofen auf 125 °C vorheizen. Ein Backblech mit Backpapier auslegen. Mit der Hilfe von zwei Löffeln kleine Kleckse auf dem Backblech formen. Zwischen den einzelnen Plätzchen ausreichend Abstand lassen damit diese nicht aneinander kleben.

5.) Für ca. 90 Minuten im Ofen backen. Vor dem Verzehr abkühlen lassen.

40. Herzoginnen

Vorbereitungszeit: 30 Minuten
Backzeit: 20 Minuten

Fertig in: 50 Minuten

Zutaten:

- 300 g Zucker
- 300 g gemahlene Haselnüsse
- 130 g heiße Margarine
- 80 g Mehl

- 8 Eiweiß
- 2 Packung Vanillezucker
- 6 Tafeln Schokolade

Zubereitung:

1.) Im ersten Schritt wird der Eischnee geschlagen und dann Vanillezucker und Zucker hinzu geben.
2.) Alles weiter schlagen und danach die Haselnüsse hinzufügen.
3.) Nun wird das Mehl gesiebt und dazu gegeben, genauso wie die heiße Margarine. Hierbei muss alles vorsichtig geschehen und am besten wird ein Kochlöffel dafür genutzt.
4.) Anschließend wird ein Backpapier auf ein Backblech gelegt und auf dem Backblech können die kleinen Kleckse für die Plätzchen direkt platziert werden.
5.) Der Backofen wird auf 140 °C vorgeheizt und das Backblech witiprd nun für 20 Minuten in den Backofen geschoben.
6.) Die Schokolade wird in der Zwischenzeit geschmolzen und auf die Hälfte der gebackenen Plätzchen gepinselt. Jetzt werden die Plätzchen ohne Schokolade auf die Schokoplätzchen geschoben und zusammengeklebt.
7.) Die Plätzchen müssen noch gut trocknen und so können sie gleich gegessen werden.

41. Himbeermuffins

Vorbereitungszeit: 20 Minuten
Backzeit: 30 Minuten

Fertig in: 50 Minuten

Zutaten:

- 250 g Butter
- 200 g Rohrzucker
- 200 g Himbeeren
- 130 g gemahlene Mandeln
- 90 g Dinkelmehl

- 8 Eiweiß
- 1 Prise Meersalz
- Puderzucker
- Butter

Zubereitung:

1.) Einen Topf auf dem Herd bereitstellen und dort die Butter bei mittlerer Hitze schmelzen lassen. Danach unter Rühren warten bis die Butter ganz leicht karamellisiert, jedoch nicht am Topfboden anbrennt.

2.) Eine Schüssel bereitstellen und darin zuerst Rohrzucker, gemahlene Mandeln, Dinkelmehl und Meersalz vermischen. Die Eiweiß hinzufügen und mit dem Handrührgerät alle zu einem glatten Teig vermengen.

3.) Die geschmolzene Butter hinzufügen und mit einem Kochlöffel einarbeiten. Die Himbeeren hinzufügen und nur sehr vorsichtig umrühren, damit der Saft der Früchte nicht austritt.

4.) Den Ofen auf 180 °C vorheizen. Die Muffinformen mit Butter einfetten. Den Teig auf die Formen verteilen und für 25 bis 30 Minuten im Ofen backen.

5.) Die gebackenen Muffins auskühlen lassen und vor dem Servieren mit Puderzucker bestreuen.

42. Himmlische Marzipansterne

Vorbereitungszeit: 90 Minuten   *Fertig in: 110 Minuten*
Backzeit: 20 Minuten

Zutaten:

- 500 g Mehl
- 500 g Marzipan
- 400 g ganze Mandeln
- 400 g Butter
- 300 g Zucker
- 300 g Puderzucker

- 200 g Aprikosenkonfitüre
- 120 g gemahlene Mandeln
- 2 Vanilleschote
- 2 Eigelb
- 2 unbehandelte Orangen
- 2 Prisen Salz

Zubereitung:

1.) Die Schale der Orangen abreiben. Das Vanillemark auskratzen. Beide Zutaten mit Mehl, Eigelb, gemahlenen Mandeln, Zucker und Salz in eine Schüssel geben und zu einem glatten Teig verarbeiten.

2.) Den fertigen Teig in Frischhaltefolie einwickeln und für 60 Minuten im Kühlschrank lagern.

3.) Etwas Mehl auf der Arbeitsfläche verteilen und den Teig darauf dünn ausrollen. Sterne ausstechen und diese auf ein mit Backpapier ausgelegtes Blech legen. Für 20 Minuten in dem auf 175°C vorgeheizten Ofen backen.

4.) In der Zwischenzeit den Marzipan mit dem Puderzucker vermengen, ebenfalls dünn ausrollen und ebenfalls Sterne in der gleichen Größe ausstechen.

5.) Auf jeden gebackenen Stern jeweils etwas Konfitüren verteilen und damit die Marzipansterne auf den Keksen fixieren. Mit einer Mandel dekorieren und leicht im Marzipan andrücken.

43. Honiglebkuchen

Vorbereitungszeit: 270 Minuten
Backzeit: 35 Minuten

Fertig in: 305 Minuten

Zutaten:

- 500 g Mehl
- 500 g Mehl
- 350 g Honig
- 250 g Puderzucker
- 150 g Zucker
- 125 g bittere Schokolade
- 100 g Butter

- 1 Zitrone
- 3 Eier
- 2 TL Zimt
- 2 TL Backpulver
- 5 cl Rum
- 1 Prise Salz

Zubereitung:

1.) Einen kleinen Topf auf dem Herd bereitstellen und darin bei mittlerer Hitze Butter, Zucker und die Hälfte des Honigs erwärmen. So lange erwärmen bis Butter und Zucker komplett aufgelöst sind. Die warmen Zutaten in eine Schüssel füllen.

2.) Ei, Rum, Gewürze, Zitronenschale und eine Prise Salz hinzufügen und gut miteinander vermengen. Das Mehl dazugeben mit einem Handrührgerät vermengen und mit einem Küchentuch abdecken. Für vier Stunden in den Kühlschrank stellen und dort ruhen lassen.

3.) In einem Topf die Nüsse, Schokolade und den übrigen Honig erwärmen. Zur Sicherheit besser ein Wasserbad verwenden.

4.) Den Teig dünn ausrollen und in zwei gleich große Stücke schneiden. Die vorbereitete Schokomasse auf eine der Hälften verteilen und mit einem Messer glattstreichen. Die zweite Hälfte darauf geben und an den Enden kurz andrücken.

5.) Ein Backblech mit Backpapier auslegen und den Lebkuchen darauf verteilen. In den auf 180° vorgeheizten Ofen schieben und dort für 35 Minuten backen.

6.) In der Zwischenzeit aus Puderzucker, Eiweiß und Zitronensaft einen Zuckerguss anrühren. Damit den Lebkuchen bestreichen und vor dem Verzehr komplett abkühlen lassen. In kleine Rechtecke oder Quadrate schneiden.

44. Husarenkrapfen

Vorbereitungszeit: 90 Minuten
Backzeit: 15 Minuten

Fertig in: 105 Minuten

Zutaten:

- 300 g Mehl
- 175 g Butter
- 175 g Puderzucker
- 3 Eigelb

- 1 Packung Bourbon-Vanille
- abgeriebene Schale Biozitrone
- Marmelade
- Salz

Zubereitung:

1.) Puderzucker, Vanillezucker, Salz und die Zitronenschale mit der Butter in eine Schüssel geben und dort cremig rühren. Die Eigelbe verquirlen und langsam unter Rühren einfließen lassen.

2.) Das Mehl zugeben und zu einem glatten Teig verarbeiten. Mit Frischhaltefolie abdecken und für mindestens 60 Minute im Kühlschrank lagern.

3.) Ein Backblech mit Backpapier auslegen und den Teig danach zu etwa tischtennisballgroßen Kugeln formen. Bei 175 °C für etwa 2 Minuten in den Ofen schieben.

4.) In der Mitte eine Vertiefung einfügen und diese mit der Marmelade füllen und den Teig wieder verschließen. Im Anschluss noch einmal für 15 Minuten backen. Auskühlen lassen und genießen.

45. Ingwerkekse

Vorbereitungszeit: 25 Minuten
Backzeit: 15 Minuten

Fertig in: 40 Minuten

Zutaten:

- 500 g Mehl
- 325 g Margarine
- 200 g brauner Zucker

- 2 Packungen Backpulver
- 3 TL gehäufte Ingwerpulver

Zubereitung:

1.) Die Margarine mit einem Löffel in kleine Flocken zerkleinern und bei Zimmertemperatur langsam weich werden lassen.

2.) Die weichen Margarineflocken in eine Schüssel geben und mit einem Schneebesen oder dem Handrührgerät schaumig schlagen.

3.) Die übrigen Zutaten in einer kleinen Schüssel vermengen und diese langsam zur Margarine hinzufügen. Weiterhin mit dem Handrührgerät rühren, um einen glatten Teig zu erhalten.

4.) Den Ofen auf 200 °C vorheizen. Ein Backblech mit Backpapier auslegen. Den Teig mit den Händen zu kleinen Kugeln formen. Diese mit etwas Abstand auf dem Blech verteilen. Bei Bedarf etwas andrücken, damit die Kugeln nicht dennoch aneinander haften.

5.) Je nach Größe der Kugeln für bis zur 15 Minuten backen. Vor dem Verzehr erst komplett abkühlen lassen.

46. Ischler Plätzchen

Vorbereitungszeit: 155 Minuten
Backzeit: 10 Minuten

Fertig in: 165 Minuten

Zutaten:

Teig:

- 340 g Mehl
- 200 g Butter
- 140 g gemahlene Nüsse

- 140 g Zucker
- 2 Eier

Crème:

- 300 g Zucker
- 300 g Butter
- 40 g Kakao
- 4 Eigelb

- 10 EL Wasser
- 4 EL Mehl
- Rum

Zubereitung:

1.) Die Butter mit einem Löffel in kleine Flocken zerteilen.

2.) Eine Schüssel bereitstellen und darin zuerst Mehl, Zucker und die gemahlenen Nüsse vermischen. Die Butterflocken und die Eier hinzufügen. Mit einem Handrührgerät zu einem glatten Teig vermengen.

3.) Den Teig nochmals auf einer bemehlten Arbeitsfläche mit den Händen durchkneten. In Frischhaltefolie einwickeln und für zwei Stunden im Kühlschrank lagern.

4.) Den Ofen auf 200 °C vorheizen. Ein Backblech mit Backpapier auslegen. Danach den gekühlten Teig auf einer bemehlten Arbeitsfläche dünn ausrollen und die Plätzchen mit Formen ausstechen.

5.) Die Plätzchen für 10 Minuten backen und danach vollständig auskühlen lassen.

6.) Für die Creme zuerst die Butter schaumig schlagen und danach die übrigen Zutaten hinzufügen. Mit einem Handrührgerät zu einer feinen Creme verarbeiten.

7.) Die Creme jeweils auf 50 % der Plätzchen verteilen. Mit den zweiten Hälften zuklappen und leicht andrücken. Zeitnah servieren.

47. Johannishüte

Vorbereitungszeit: 100 Minuten
Backzeit: 15 Minuten

Fertig in: 115 Minuten

Zutaten:

- 500 g Mehl
- 250 g Butter
- 250 g Zucker
- 250 g Johannisbeergelee
- 100 g Kirschen
- 2 Ei
- 2 Zitrone

- 2 Eigelb
- 4 EL Milch
- 4 EL Puderzucker
- 1 Prise Salz

Zubereitung:

1.) Die Zitronen abwaschen und die Schale abreiben. Im Anschluss die Zitronen halbieren und den Saft auspressen.

2.) Die Butter mit einem Löffel in kleine Flocken zerteilen. Diese in eine Schüssel geben und dort mit dem Zucker schaumig schlagen. Als nächstes Eier, sowie die vorbereitete Zitronenschale und den Saft der Zitronen hinzufügen. Mehl und eine Prise Salz hinzufügen und alles zu einem glatten Teig verarbeiten.

3.) Den Teig in Frischhaltefolie einwickeln und für 60 Minuten im Kühlschrank lagern.

4.) Den Teig auf einer mit Mehl bestreuten Arbeitsfläche ausrollen und dort mit einem Messer oder einer Form Quadrate ausstechen. Das Gelee an allen vier Enden auftragen und diese mit den Finger in der Mitte eng zusammendrücken. In einer kleinen Schüssel Eigelb und Milch miteinander verquirlen. Die Plätzchen mit einem Pinsel mit dieser Mischung bestreichen. Die Kirschen halbieren und diese auf den Plätzchen wie einen Hut platzieren.

5.) Den Ofen auf 170 °C vorheizen. Ein Backblech mit Backpapier auslegen. Die Plätzchen vorsichtig darauf mit ausreichend Abstand verteilen. Für 15 Minuten backen und vor dem Verzehr vollständig abkühlen lassen und mit dem Puderzucker bestreuen.

48. Jungferntrost

Vorbereitungszeit: 20 Minuten
Backzeit: 20 Minuten

Fertig in: 40 Minuten

Zutaten:

- 500 g Mehl
- 500 g Weizenmehl
- 500 g Butter
- 250 g Mandeln
- 200 g Speisestärke

- 200 g Puderzucker
- 2 Packungen Vanillezucker
- 1 Prise Salz
- 1 Bittermandelaroma

Zubereitung:

1.) Die Butter mit einem Löffel in kleine Flocken zerteilen. Diese bei Zimmertemperaturen langsam erwärmen.
2.) Eine Schüssel bereitstellen. Darin das Mehl, die Speisestärke, den Puderzucker, den Vanillezucker und das Salz gut vermischen. Butter und das Aroma hinzufügen und alles mit dem Handrührgerät zu einem glatten Teig vermengen.
3.) Das Handrührgerät zur Seite legen und die Mandeln mit einem Kochlöffel in den Teig einarbeiten.
4.) Den Teig mit 2 cm Dicke ausrollen. Daraus kleine Rechtecke ausschneiden.
5.) Den Ofen auf 150 °C vorheizen und im Anschluss ein Backblech mit Backpapier auslegen. Die Plätzchen darauf verteilen und für 20 Minuten backen. Vor dem Verzehr vollständig auskühlen lassen.

49. Kakaokugeln

Vorbereitungszeit: 30 Minuten
Backzeit: 15 Minuten

Fertig in: 45 Minuten

Zutaten:

- 500 g Butter
- 500 g Speisestärke
- 200 g Puderzucker
- 150 g Weizenmehl

- 60 g Kakao
- 2 Prisen Salz

Tipp:

Mit einer Schicht aus Kakaopulver oder Puderzucker erhält dieser Keks die optischen Eigenschaften einer Praline. Als Gastgeschenk für Einladungen können die Plätzchen auch mit gemahlenen Pistazien überzogen werden.

Zubereitung:

1.) Die Butter mit Hilfe eines Löffels in kleine Flocken zerteilen.
2.) In einer Schüssel Mehl, Puderzucker, Speisestärke, Kakao und Salz sehr gut vermischen.
3.) In einer zweiten Schüssel zuerst die Butterflocken schaumig schlagen. Langsam die vermischten trockenen Zutaten einrieseln lassen und konstant mit einem Handrührgerät vermengen bis ein glatter Teig entsteht.
4.) Den Ofen auf 190 °C vorheizen. Ein Backblech mit Backpapier auslegen.
5.) Mit den Händen den Teig zu kleinen Kugeln formen. Diese auf das Blech legen und für 15 Minuten backen.
6.) Vor dem Verzehr die Schokokugeln vollständig abkühlen lassen.

50. Kirschhüte

Vorbereitungszeit: 90 Minuten   *Fertig in: 105 Minuten*
Backzeit: 15 Minuten

Zutaten:

- 500 g Mehl
- 250 g Butter
- 250 g Zucker
- 250 g Johannisbeermarmelade
- 4 Eier

- 40 Belegkirschen
- 2 Zitrone
- 4 EL Milch
- 4 EL Puderzucker
- 2 Prisen Salz

Zubereitung:

1.) Die Butter mit dem Löffel in kleine Flocken zerkleinern und in eine Schüssel geben. Mit einem Schneebesen schaumig schlagen. Zucker und eines der Eier unterrühren.

2.) Die Zitronenschale abreiben und den Saft auspressen. Gemeinsam mit Salz und Mehl in die Schüssel geben und zu einem glatten Teig vermengen. Mit der Frischhaltefolie abdecken und für 60 Minuten im Kühlschrank lagern.

3.) Mehl auf der Arbeitsfläche verteilen und den Teig darauf ausrollen. Die Teigplatte in Vierecke schneiden. Marmelade in der Mitte verteilen. Die Ecken nach innen einklappen und auf die zugeklappten Taschen jeweils eine Kirsche legen und diese leicht andrücken.

4.) Milch und Eigelb verquirlen und mit einem Pinsel auf dem Gebäck verteilen.

5.) Ein Blech mit Backpapier auslegen und darauf das Gebäck geben. Für 15 Minuten in dem auf 175 °C vorgeheizten Ofen schieben. Vor dem Verzehr abkühlen lassen und mit etwas Puderzucker dekorieren.

Vorbereitungszeit: 60 Minuten
Backzeit: 10 Minuten

Fertig in: 70 Minuten

Zutaten:

- 300 g Mehl
- 200 g Butter
- 2 Päckchen Vanillezucker
- 150 g Zucker

- 2 Eigelb
- 1 Prise Salz
- Mehl
- Deko

Tipp:

Wer die Kekse als Dekoration für den Weihnachtsbaum verwenden möchte, muss nur vor dem Backen ein Loch in das obere Drittel der Bäume machen. Am besten dafür geeignet sind Zahnstocher oder auch kleine Metallstäbe, mit denen vorsichtig eine Öffnung hergestellt werden kann.

Zubereitung:

1.) Die Butter mit Hilfe eines Löffels oder eines Messers in kleinere Stücke zerteilen. Diese in eine Schüssel mit Mehl, Zucker, Eigelb, Vanillezucker und der Prise Salz geben.

2.) Mit einem Löffel grob vermischen und danach mit einem Handrührgerät zu einem Teig vermengen.

3.) Die Arbeitsfläche mit Mehl bestäuben und dort den Teig nochmals mit den Händen gut durchkneten. In Frischhaltefolie einwickeln und für ca. 30 Minuten im Kühlschrank kaltstellen.

4.) Nach dieser Zeit erneut die Arbeitsfläche mit etwas Mehl bestreuen. Den Teig darauf dünn ausrollen und mit Hilfe von Förmchen Tannenbäume ausstechen.

5.) Ein Blech mit Backpapier auslegen und dort die Tannenbaumkekse für 10 Minuten im auf 180 °C vorgeheizten Ofen backen.

6.) Die Kekse abkühlen lassen und im Anschluss mit Zuckerperlen, Lebensmittelfarben oder weiteren essbaren Zutaten dekorieren.

52. Knopfkeks

Vorbereitungszeit: 60 Minuten   *Fertig in: 75 Minuten*
Backzeit: 15 Minuten

Zutaten:

- 500 g Mehl
- 250 g Butter
- 200 g Zucker
- 2 Eier
- 2 Packung Vanillezucker
- 2 TL Zitronenschale

- 1 Prise Salz
- 2 EL Milch
- 1 Prise Salz
- Schokostreusel
- Zuckerstreusel

Zubereitung:

1.) Im ersten Schritt sollte der Mürbeteig auf der Arbeitsfläche gut verarbeitet werden. Hierfür werden die Zutaten wie Salz, Zitronenschale, Vanillezucker, Zucker und Mehl gebraucht.

2.) Danach folgt die Butter, die in kleine Stücke geschnitten werden muss und die so mit dem Mehl vermengt wird.

3.) Darauf wird ein Eiweiß benötigt, dass auch im Mehl landet. Hierfür werden die Eier getrennt. Die zwei noch vorhandenen Eigelb werden getrennt aufbewahrt, wobei das eine Eigelb auch zum Mehl kommt und das andere Eigelb später verwendet wird.

4.) Nun kann der Teig durch kräftiges Kneten entstehen und der fertige Teig wird in Alufolie gepackt und für eine halbe Stunde im Kühlschrank aufbewahrt.

5.) Nach der Kühl- und Ruhepause den Teig noch mal kneten und danach ausrollen. Jetzt kann ein kleines Glas oder eine kleine Espressotasse zum Einsatz kommen um damit die runde Knopfform bei den Plätzchen zu erzielen.

6.) Auch ein Trinkhalm sollte bereitliegen, denn mit diesem können sehr einfach die Knopflöcher ausgestochen werden.

7.) Jetzt kommt das restliche Eigelb zum Einsatz, dass nun mit Salz und Milch verrührt auf den Plätzchen aufgetragen wird. Nun können auch Zuckerstreusel oder Schokostreusel auf den Knöpfen verteilt werden.

8.) Nun sollte der Backofen auf 160 °C vorgeheizt werden. Im Anschluss können die Plätzchen hier maximal 15 Minuten verweilen um fertig gebacken zu sein.

9.) Gut gekühlt werden die Knöpfe zu einem tollen Hingucker auf jedem Plätzchenteller.

53. Kokosbusserl

Vorbereitungszeit: 45 Minuten
Backzeit: 15 Minuten

Fertig in: 55 Minuten

Zutaten:

- 500 g Mehl
- 500 g Zucker
- 350 g Kokosraspel

- 6 Eiweiß
- 2 Msp. Backpulver

Zubereitung:

1.) In einer Schüssel Zucker und Eigelb verrühren.
2.) In die Masse die Kokosflocken untermischen und auch das Backpulver nicht vergessen.
3.) Die Masse in einen Spritzbeutel füllen und auf einem Backblech mit Backpapier kleine Plätzchen formen.
4.) Den Backofen auf 180 °C vorheizen. Das Backblech für 10 Minuten in den Backofen schieben.
5.) Die Plätzchen gut abkühlen lassen, dann sind sie fertig für den Verzehr.

54. Kokosmakronen

Vorbereitungszeit: 25 Minuten
Backzeit: 15 Minuten

Fertig in: 40 Minuten

Zutaten:

- 200 g Kokosraspeln
- 175 g Zucker
- 20 Oblaten
- 2 Eier

- 1 EL Zitronensaft
- 1 Prise Salz

Zubereitung:

1.) Alle Zutaten bis auf die Oblaten in eine Schüssel geben und dort mit einem Handrührgerät zu einem Teig vermengen.

2.) Ein Blech mit Backpapier auslegen und die Oblaten darauf verteilen. Den Teig mit einem Löffel portionsweise auf den Oblaten verteilen.

3.) Den Backofen auf 150 °C vorheizen und dort für 15 Minuten backen. Die Plätzchen schmecken sowohl warm als auch abgekühlt.

55. Kringel

Vorbereitungszeit: 45 Minuten
Backzeit: 20 Minuten

Fertig in: 65 Minuten

Zutaten:

- 250 g Mehl
- 150 g Butter
- 125 g gehackte Mandeln
- 100 g Hagelzucker
- 60 g Zucker

- 2 Eigelb
- 4 Eiweiß
- 1 Packung Backpulver

Zubereitung:

1.) Die Zutaten, eine Schüssel und ein Backblech mit Backpapier bereitlegen.

2.) Aus Eigelb, Backpulver, Mehl, Zucker und Butter wird ein Teig geknetet.

3.) Der Teig wird auf einer bemehlten Arbeitsfläche ausgerollt und dann mit einer Ausstechform die Plätzchen ausstechen.

4.) Danach wird Eiweiß ganz fest geschlagen und in einen Spritzbeutel gefüllt. Nun den Eischnee auf den Kringeln verteilen.

5.) Anschließend kommen noch der Hagelzucker und die Mandeln auf die Plätzchen.

6.) Jetzt wird der Backofen auf 175 °C vorgeheizt und die Plätzchen kommen auf ein Backblech mit Backpapier.

7.) Das Backblech für maximal 20 Minuten in den Backofen schieben. Nach dem Back gut abkühlen lassen und servieren.

56. Lavendelkekse

Vorbereitungszeit: 40 Minuten
Backzeit: 10 Minuten

Fertig in: 50 Minuten

Zutaten:

- 300 g Mehl
- 200 g Butter

- 100 g Zucker
- 2 EL Lavendelblüten

Zubereitung:

1.) Zuerst wird die Butter in kleine Stücke geschnitten.

2.) Nun kommen Zucker und Mehl hinzu und alles wird kräftig zu einem Teig verknetet.

3.) Der Teig wird anschließend in Alufolie gepackt und für eine halbe Stunde im Kühlschrank gut gekühlt verwahrt.

4.) Nun kann der Backofen auf 175 °C vorgewärmt werden, bevor der Teig ausgerollt wird und mit einer Ausstechform oder einem Glas die Plätzchen ausgestochen werden.

5.) Jetzt kommen die Lavendelblüten zum Einsatz, die man auf den Plätzchen verteilt.

6.) Anschließend werden die Plätzchen für maximal 10 Minuten im Backofen fertig gebacken und nach dem Abkühlen können sie direkt schon den Gästen als nette kleine Beilage zu einem maritimen Menü serviert werden.

57. Lavendel-Schokoladen-Plätzchen

Vorbereitungszeit: 10 Minuten
Backzeit: 10 Minuten

Fertig in: 20 Minuten

Zutaten:

- 350 g Mehl
- 250 g Butter
- 150 g Zucker

- 100 g Milchschokolade
- 2 TL Lavendelblüten
- 4 Tropfen flüssige Vanille

Zubereitung:

1.) Die Zutaten Mehl und Butter werden in einer Schüssel gut durchgeknetet.
2.) Als Zweites werden die Vanilletropfen, die Lavendelblüten und der Lavendelzucker hinzugefügt. Jetzt sollte die Masse weiter gut geknetet werden, bis eine geschmeidige Masse entstanden ist.
3.) Bevor das Backblech mit einem Backpapier belegt ist, kann schon der Backofen auf 200 °C vorgewärmt werden.
4.) Jetzt wird der Teig ausgerollt und mit Stechformen können die unterschiedlichsten Plätzchen geformt werden.
5.) Nun wird das Backblech für maximal 10 Minuten in den Backofen gegeben. Sind diese schön golden, dann sollten sie auskühlen.
6.) Mit der Milchschokolade können die Plätzchen teilweise oder ganz überzogen werden.

58. Lebkuchen mit Schokoladenglasur

Vorbereitungszeit: 60 Minuten
Backzeit: 20 Minuten

Fertig in: 80 Minuten

Zutaten:

- 500 g Zucker
- 400 g Mehl
- 250 g Haselnüsse (gemahlen)
- 300 g Mandeln
- 150 g Honig
- 125 g Zitronat (gewürfelt)
- 125 g Orangeat (gewürfelt)

- 50 Backoblaten (Durchmesser: 7 cm)
- 5 Eiweiße
- 3 Eier
- 2 Zitronen
- 2 TL Hirschhornsalz
- 2 Msp. Nelkenpulver

Guss:

- 200 g Vollmilch-Kuvertüre
- 200 g Zartbitterkuvertüre

Zubereitung:

1.) Zuerst das Hirschhornsalz mit etwas Wasser verdünnen. Als Nächstes die Zitrone abwaschen und die Schale der Zitrone abreiben.

2.) Eine Schüssel bereitstellen und darin Eier, Eiweiß und Zucker mit einem Handrührgerät vermengen. Als nächstes Zitronat, Zitronenschale, Orangeat und Honig hinzufügen und ebenfalls gut vermischen. Ab diesem Schritt einen Schneebesen verwenden, damit die Stücke im Teig erhalten bleiben.

3.) Die übrigen Zutaten hinzufügen und alles zu einem Teig vermengen.

4.) Ein Blech mit Backpapier auslegen und die Oblaten darauf mit etwas Abstand verteilen. Mit Hilfe von zwei Löffeln in die Mitte der Oblate jeweils einen Klecks des Teigs verteilen. Den Backofen auf 150 °C vorheizen und die Lebkuchen dort für 20 Minuten backen.

5.) In der Zwischenzeit die Kuvertüre in getrennten Wasserbädern schmelzen lassen. Die Lebkuchen abkühlen lassen und mit der geschmolzenen Kuvertüre bestreichen. Erst essen, nachdem die Schokolade vollständig getrocknet ist.

59. Linzer Streifen

Vorbereitungszeit: 90 Minuten
Backzeit: 33 Minuten

Fertig in: 123 Minuten

Zutaten:

- 600 g Johannisbeergelee
- 500 g Mehl
- 500 g Butter
- 400 g gemahlene Mandeln
- 300 g Zucker
- 4 Eier

- 4 TL Orangenschale
- 4 TL Puderzucker
- 1 TL Backpulver
- 2 Msp. Zimt
- 2 Msp. Nelken
- Salz

Zubereitung:

1.) Eine große Schüssel bereitstellen und darin Eigelb, Ei, Butter, Salz, Zucker, Nelken, Zimt, Backpulver, Mandeln und Mehl einfüllen.

2.) Alles kräftig verkneten bis ein glatter Teig entsteht. Dieser wird gut eingepackt in Alufolie für eine halbe Stunde in den Kühlschrank gelegt. Nun wird der Teig aufgeteilt, wobei 2/3 des Teiges weiterverarbeitet wird und 1/3 des Teiges in Alufolie verpackt zurück in den Kühlschrank kommt.

3.) Der große Teil vom Teig wird auf einem Backblech ausgerollt. Jetzt wird der Backofen auf 180 °C vorgeheizt und der Teig kommt für 15 Minuten in den Backofen.

4.) Inzwischen wird auch der restliche Teig verarbeitet. So wird er auf einer bemehlten Fläche ausgerollt und dann in Streifen von einer Breite von einem cm geschnitten.
Der Teig kann noch einmal in den Kühlschrank.

5.) Denn nun wird der Teig aus dem Backofen genommen und mit Eiweiß bestrichen. Dazu kann der Johannisbeergelee auch direkt auf den warmen Plätzchenteig verteilt werden.

6.) Nun werden die Teigstreifen aus dem Kühlschrank genommen und diagonal auf dem noch warmen Teig gelegt. Der Abstand sollte einen cm betragen. Nun kann der Teig wieder in den Backofen und hier muss er maximal 18 Minuten bleiben.

7.) Nach dem Backen muss der fertige Teig erst vollständig auskühlen. Dann mit einem scharfen Messer Streifen schneiden. Hier können Maße von 2,5 x 5 cm eingehalten werden. Zum Schluss wird der Puderzucker über die fertigen Linzer Streifen verteilt.

60. Macarons

Vorbereitungszeit: 35 Minuten
Backzeit: 30 Minuten

Fertig in: 65 Minuten

Zutaten:

- 240 g gemahlene Mandeln
- 200 g Puderzucker
- 4 Eiweiß
- 8 El Kokosraspeln

- 4 El Rum
- 1 Prise Salz
- Mark von 2 Vanilleschoten

Zubereitung:

1.) Die Vanilleschoten halbieren und mit einem Messer vorsichtig das Mark aus der Mitte auskratzen. Die gemahlenen Mandeln im Mixer noch feiner zerkleinern.

2.) Die Eiweiß und die Prise Salz in eine Schüssel füllen und dort mit einem Handrührgerät steif schlagen. In kleinen Portionen den Puderzucker hinzufügen und konstant weiterrühren.

3.) Das Handrührgerät zur Seite legen und danach die gemahlenen Mandeln mit einem Kochlöffel unter die Eimasse heben. Möglichst wenig umrühren, damit die Luftblasen nicht aus dem Eischnee gedrückt werden.

4.) Die übrigen Zutaten hinzufügen und ebenfalls mit einem Kochlöffel vorsichtig unterheben. Die Masse in einen Spritzbeutel füllen.

5.) Den Backofen auf 100 °C vorheizen. Ein Blech mit Backpapier auslegen und darauf mit etwas Abstand die Masse aufspritzen. Die Macarons für 30 Minuten im Ofen backen. Danach aus dem Backofen nehmen und vor dem Verzehr komplett abkühlen lassen.

61. Mandel Halbmonde

Vorbereitungszeit: 30 Minuten   Fertig in: 60 Minuten
Backzeit: 30 Minuten

Zutaten:

- 500 g Mehl
- 350 g Zucker
- 300 g Himbeermarmelade
- 200 g Butter
- 200 g geriebene Mandeln

- 8 Eier
- 2 Zitronen
- 3 Löffel Milch
- Puderzucker

Tipp:

Der fertige Teig kann entweder zu Halbmonden aber auch in anderen Formen ausgestochen werden.

Zubereitung:

1.) Die Eier trennen und die Eigelb mit 200 g Zucker, 300 g Mehl und Butter in einer Schüssel zu einem Teig vermengen. Diesen auf einem mit Backpapier ausgelegtem Blech verteilen und bei 180°C im Ofen 10 Minuten backen.
2.) Nach dem Backen den Teig mit der Marmelade bestreichen und kurz beiseite stellen.
3.) In einem Topf die Butter schmelzen. Die Eiweiß mit einem Handrührgerät steifschlagen und danach mit Mandeln, Mehl, Milch und Butter zu einem weiteren Teig vermengen.
4.) Den zweiten Teig auf der Schicht Marmelade verteilen und glattstreichen. Bei 180 °C für weitere 20 Minuten backen.
5.) In der Zwischenzeit die Zitronen auspressen und gemeinsam mit dem Puderzucker zu einem zähflüssigen Zuckerguss vermengen. Den Zuckerguss über dem Teig verteilen und vollkommen abkühlen lassen.

62. Mandelkekse

Vorbereitungszeit: 30 Minuten
Backzeit: 10 Minuten

Fertig in: 40 Minuten

Zutaten:

- 500 g Mehl
- 300 g Margarine
- 200 g Speisestärke
- 150 g Zucker
- 30 g Kakao
- 1 Ei
- 2 Eiweiß

- 1 Vanilleschote
- 3 EL Milch
- 3 EL Schlagsahne
- 2 TL Zimt
- 1 Prise Salz
- Ganze Mandeln

Zubereitung:

1.) Die Vanilleschote halbieren und mit einem Messer das Mark auskratzen. Das Vanillemark zusammen mit den übrigen trockenen Zutaten bis auf die Mandeln in eine Schüssel geben und dort vermischen.

2.) Die übrigen Zutaten bis auf die Mandeln hinzufügen und mit einem Handrührgerät oder der Küchenmaschine zu einem Teig verarbeiten.

3.) Ein Backblech mit Backpapier auslegen. Den Teig auf einer bemehlten Fläche ausrollen und mit Förmchen ausstechen. So lange wiederholen bis der gesamte Teig aufgebraucht ist. Die Mandeln als Dekoration auf der Mitte der Plätzchen platzieren und leicht andrücken. Die Plätzchen auf das vorbereitete Backblech legen.

4.) Den Backofen auf 175 °C vorheizen und dort für 10 Minuten backen. Vor dem Verzehr auskühlen lassen.

63. Mandelknacker

Vorbereitungszeit: 25 Minuten
Backzeit: 5 Minuten

Fertig in: 30 Minuten

Zutaten:

- 500 g Mandelblättchen
- 300 g Zucker

- 200 g Butter
- 150 g Honig

Zubereitung:

1.) Einen Topf auf dem Herd bereitstellen. Darin die Butter bei kleiner Hitze langsam schmelzen.

2.) Den Zucker und den Honig hinzufügen und in der heißen Butter schmelzen lassen. Das Rühren nicht vergessen damit die Massen nicht am Boden des Topfes ansetzt.

3.) Die Hitze reduzieren. Die Mandeln mit einem Löffel einrühren. Alles gut miteinander vermengen. Auf dem Herd warmhalten.

4.) Den Ofen auf 175 °C vorheizen und danach ein Blech mit Backpapier auslegen. Mit Hilfe von zwei Löffeln die Masse aus dem Topf dort in kleinen Klecksen verteilen. Für ca. 5 Minuten backen.

5.) Im Anschluss die Plätzchen aus dem Ofen nehmen und vor dem Verzehr komplett abkühlen lassen.

64. Mandelwellen

Vorbereitungszeit: 45 Minuten
Backzeit: 15 Minuten

Fertig in: 60 Minuten

Zutaten:

- 350 g Mehl
- 240 g weiche Butter
- 200 g Vollmilchkuvertüre
- 200 g Puderzucker

- 100 g Mandelsplitter
- 100 g gemahlene Mandeln
- 2 Eier
- 2 EL Rum

Zubereitung:

1.) Puderzucker und Mehl gut durchsieben in eine Schüssel. Dazu werden die gemahlenen Mandeln, Rum, Eier und die Butter untergerührt und dabei sollte jede Zutat einzeln untergerührt werden.

2.) Jetzt sollte der Backofen auf 180 °C vorgewärmt und der Teig in einen Spritzbeutel gefüllt werden. Nun sollte ein Backpapier auf ein Backblech gelegt werden und möglichst viele kleine Wellenplätzchen entstehen.

3.) Die Plätzchen können nun maximal 15 Minuten im Backofen fertig gebacken werden.

4.) Für eine Verzierung jetzt die Kuvertüre schmelzen und die Mandelwellen hineintauchen. Hierbei reicht die Hälfte des Plätzchens zu eintauchen und diese wird dann noch mit den Mandelsplittern verziert und bestreut. Sind die Plätzchen getrocknet, sind sie fertig zum Verzehr.

65. Marmeladenkissen

Vorbereitungszeit: 90 Minuten
Backzeit: 10 Minuten

Fertig in: 100 Minuten

Zutaten:

- 500 g Mehl
- 200 g Zucker
- 175 g Pflaumenmus
- 100 g Butter
- 2 Packungen Vanillezucker

- 2 Eier
- 3 TL Backpulver
- 1 Rum Aroma
- Puderzucker

Zubereitung:

1.) Die Butter mit einem Löffel in Flocken zerkleinern. Bei Zimmertemperatur weich werden lassen.

2.) Eine Schüssel bereitstellen und darin Mehl, Zucker, Vanillezucker und Backpulver vermengen.

3.) Die Butter, die Eier und das Rumaroma hinzufügen und mit einem Handrührgerät zu einem Teig vermengen.

4.) Etwas Mehl auf der Arbeitsfläche verteilen und den Teig dort nochmals mit den Händen durchkneten. Den Teig in Frischhaltefolie einwickeln und für 60 Minuten in den Kühlschrank legen.

5.) Ein Blech mit Backpapier auslegen. Den Teig ausrollen und in Quadrate schneiden. Die Seiten der Quadrate einrollen und auf dem Backblech mit etwas Abstand zueinander platzieren. In der Mitte das Pflaumenmus platzieren und mit einem Teelöffel glattstreichen.

6.) Den Ofen auf 175 °C vorheizen und für 10 Minuten backen. Vor dem Verzehr die Plätzchen komplett abkühlen lassen.

66. Marmorplätzchen

Vorbereitungszeit: 30 Minuten
Backzeit: 12 Minuten

Fertig in: 42 Minuten

Zutaten:

- 450 g Mehl
- 250 g Butter
- 150 g Zucker

- 4 Eigelb
- 2 Päckchen Vanillezucker
- 4 Esslöffel Kakao

Zubereitung:

1.) Für den Teig alle Zutaten bereithalten. Zuerst wird ein heller Teig gefertigt, wobei alle Zutaten bis auf den Kakao verwendet werden.

2.) Alles gut durchknetet und dann die erste Hälfte des Teiges herausnehmen und zu Rollen verarbeiten.

3.) Zu der zweiten Hälfte des Teiges kommt der Kakao, damit ein dunkler Teig entsteht. Auch diesen zu Rollen formen.

4.) Alle Rollen werden in Alufolie gepackt und für 30 Minuten im Kühlschrank verwahrt.

5.) Nun immer eine helle und eine dunkle Rolle zusammen verarbeiten. Die fertigen gemischten Rollen wieder für 30 Minuten in den Kühlschrank geben.

6.) Jetzt werden die zusammen gefügten Rollen geschnitten. Hier können die Scheiben eine Stärke von 5 mm haben.

7.) Der Backofen wird auf 180 °C vorgeheizt. Die Scheiben kommen auf Backbleche mit Backpapier und werden für 12 Minuten in den Backofen geschoben.

8.) Nach dem Abkühlen sind die Plätzchen direkt für den Verzehr geeignet.

67. Marillenringe

Vorbereitungszeit: 90 Minuten
Backzeit: 10 Minuten

Fertig in: 100 Minuten

Zutaten:

- 500 g Mehl
- 300 g Butter
- 175 g Zucker
- 3 Eigelb

- 2 Teelöffel Zitronensaft
- 1 Prise Salz
- Vanillezucker
- Marillenmarmelade

Zubereitung:

1.) Die Butter mit Hilfe eines Löffels in kleine Flocken zerkleinern.

2.) Eine Schüssel bereitstellen und darin alle Zutaten zu einem glatten Teig vermengen.

3.) Etwas Mehl auf der Arbeitsfläche verteilen. Den Teig dort nochmals mit den Händen durchkneten. Im Anschluss den Teig in Frischhaltefolie einwickeln und für 60 Minuten im Kühlschrank lagern.

4.) Den Teig dünn ausrollen. Mit einem Glas oder einer Form Kreise ausstechen. Bei der Hälfte der Plätzchen nochmals einen kleineren Kreis in der Mitte ausstechen. Diesen Arbeitsschritt so lange wiederholen bis der gesamte Teig verbraucht wurde.

5.) Den Ofen auf 180 °C vorheizen. Ein Backblech mit Backpapier auslegen. Die runden Plätzchen mit etwas Abstand zueinander auf dem Backpapier platzieren. Für 10 Minuten backen und im Anschluss abkühlen lassen.

6.) Die Marillenmarmelade jeweils auf den vollständigen Kreisen in einer dünnen Schicht aufstreichen. Die Plätzchen mit dem Loch darauf verteilen und leicht andrücken.

68. Marzipan Mandelplätzchen

Vorbereitungszeit: 90 Minuten
Backzeit: 15 Minuten

Fertig in: 105 Minuten

Zutaten:

Für den Mürbteig:

- 350 g Mehl
- 200 g Butter
- 200 g Marzipanrohmasse

Für die Garnitur:

- 60 Mandelkerne mit Haut
- 2 Eigelbe
- 1 EL Milch

- 150 g Puderzucker
- 2 Eigelb
- 1 Prise Salz

Tipp:

Wer eine salzige Note zu den Plätzchen ausprobieren möchte, kann hierfür nicht nur geröstete Erdnüsse, sondern ebenfalls Pistazien oder Cashewkerne verwenden.

Zubereitung:

1.) Die Butter mit einem Löffel in kleine Flocken zerteilen. Bei Zimmertemperatur langsam erwärmen. Die Marzipanrohmasse mit den Händen ebenfalls fein zerkleinern.

2.) Eine Schüssel bereitstellen und darin zuerst Mehl, Puderzucker und Salz vermischen. Die Eigelb hinzufügen und mit Hilfe eines Handrührgeräts vermengen. Im Anschluss die Butter hinzufügen und zu einem Teig vermengen.

3.) Etwas Mehl auf der Arbeitsfläche verteilen und den Teig nochmal durchkneten. Die zerkleinerte Marzipanrohmasse dazugeben und mit den Händen einarbeiten. Den Teig zu einer großen oder mehreren kleinen Rollen formen und diese in Frischhaltefolie einwickeln. Für 60 Minuten im Kühlschrank lagern.

4.) Dieser Zeitraum kann genutzt werden um die Mandeln zu enthäuten. Diese in eine Schüssel geben und mit heißem Wasser übergießen. Für 2 bis 3 Minuten die Mandeln in dem Wasser belassen. Etwas abkühlen lassen und die Haut einfach mit den Fingern abschälen.

5.) Nach der Ruhezeit des Teigs den Ofen auf 175 °C vorheizen. Danach ein Blech mit Backpapier auslegen. Den Teig in etwa 1 cm dicke Scheiben schneiden und diese mit etwas Abstand auf dem Blech verteilen.

6.) In der Zwischenzeit das Eigelb und die Milch verquirlen. Mit einem Backpinsel auf die Plätzchen auftragen und die gehäuteten Mandeln auf den Plätzchen verteilen. Für 15 Minuten backen und erst nach dem Abkühlen probieren.

69. Marzipan-Rosmarin-Kekse

Vorbereitungszeit: 60 Minuten
Backzeit: 10 Minuten

Fertig in: 70 Minuten

Zutaten:

- 500 g Mehl
- 300 g Butter
- 200 g Marzipanrohmasse
- 200 g Puderzucker
- 100 g Zucker

- 2 Eigelb
- 4 EL Zitronensaft
- 2 TL Zitronenschale
- 2 Zweig Rosmarin
- Zuckerperlen

Zubereitung:

1.) Als Vorbereitung wird das Rosmarin gehackt und das Marzipan klein geraspelt.

2.) Beides wird in eine Schüssel gegeben und dazu kommen Zucker, Butter und die Zitronenschale. Alles wird gut durchgeknetet.

3.) Zur Masse kommt das Eigelb und auch das Mehl. Alles durchkneten und zu einer Kugel formen. Diese wird in Alufolie gepackt und für eine Stunde in den Kühlschrank gelegt.

4.) Den Teig auf der bemehlten Arbeitsfläche ausrollen. Jetzt die Plätzchen ausstechen. Hierfür ist ein kleines Glas oder eine Espressotasse bestens geeignet.

5.) Die fertigen Plätzchen auf ein Backblech legen und für eine halbe Stunde noch einmal kühlen.

6.) Den Backofen auf 190 °C vorheizen und das Backblech für 10 Minuten hineinschieben.

7.) Während die fertigen Plätzchen schon ein wenig auskühlen, den Guss aus Zitronensaft und Puderzucker zubereiten.

8.) In einen Spritzbeutel füllen und auf den Plätzchen verteilen. Nachher die Plätzchen noch mit Zuckerperlen bestreuen.

9.) Alles trocknen lassen und schon können die Plätzchen gegessen werden.

70. Marzipanzungen

Vorbereitungszeit: 25 Minuten
Backzeit: 8 Minuten

Fertig in: 33 Minuten

Zutaten:

- 400 g Orangenmarmelade
- 300 g Margarine
- 300 g Mehl
- 300 g Kuvertüre

- 240 g Marzipanrohmasse
- 200 g Zucker
- 200 g Speisestärke
- 8 Eigelb

Zubereitung:

1.) Die Margarine mit einem Löffel zerkleinern. Die Marzipanrohmasse mit den Fingern zerkleinern.

2.) Eine Schüssel bereitstellen und darin zuerst die Margarine mit dem Zucker schaumig schlagen. Eigelb, Marzipan, Mehl und Stärke hinzufügen und zu einem glatten Teig vermengen.

3.) Den Ofen auf 180 °C vorheizen. Ein Blech mit Backpapier auslegen. Den Teig in eine Spritztüte füllen. Den Teig in Form von Stangen auf das Blech spritzen. Hierbei ausreichend Abstand lassen. Für 8 Minuten backen.

4.) In der Zwischenzeit die Marmelade in einem Topf erwärmen und die Kuvertüre im Wasserbad schmelzen.

5.) Zuerst jeweils zwei Plätzchen mit Hilfe der Marmelade zusammenkleben. Die Plätzchen bis zur Hälfte in die flüssige Kuvertüre tauchen. Vor dem Verzehr die Kuvertüre komplett trocknen lassen.

71. Mini-Baumkuchenecken

Vorbereitungszeit: 10 Minuten
Backzeit: 20 Minuten

Fertig in: 30 Minuten

Zutaten:

- 250 g Butter
- 250 g Zucker
- 150 g Weizenmehl
- 140 g Aprikosenmarmelade
- 100 g Marzipan

- 100 g Speisestärke
- 6 Eiweiß
- 4 EL Orangenlikör
- 3 TL Backpulver
- 2 TL Vanillezucker

Zubereitung:

1.) Im ersten Schritt werden die Zutaten Vanillezucker, Zucker und Butter in einer Schüssel schaumig gerührt.

2.) Dann werden Orangenlikör und Marzipan miteinander erwärmt und mit der Buttermasse verrührt.

3.) Danach wird Backpulver, Speisestärke und Mehl miteinander vermischt und in kleinen Portionen unter die Buttermasse gemischt.

4.) Jetzt sollte man das Eiweiß gut verschlagen bis es steif ist und diese Masse sehr vorsichtig unter den Teig rühren.

5.) Nun müssen alle Schichten des Baumkuchens gebacken werden. Dafür wird eine Auflaufform genutzt, die schichtweise gefüllt wird. So wird jede Schicht für maximal 3 Minuten gebacken bei 250 Grad.

6.) Sind alle Schichten gebacken worden und der Teig verbraucht, so bleibt der Baumkuchen noch zusätzliche 5 Minuten im Backofen und dies bei 160 Grad.

7.) Danach den Baumkuchen aus dem Backofen nehmen und abkühlen lassen. So wird er in Dreiecke geschnitten. Als leckerer Abschluss kommt eine dünne Schicht aus Aprikosenmarmelade auf die Dreiecke. Ein süßer Genuss, der ideal für die Weihnachtszeit ist.

72. Mini Gugelhupf

Vorbereitungszeit: 20 Minuten
Backzeit: 60 Minuten

Fertig in: 80 Minuten

Zutaten:

- 250 g Weizenmehl
- 125 g Butter
- 75 g Zucker
- 75 g Früchte, kandiert
- 60 ml Milch
- 2 Eier

- 1/2 Vanilleschote
- 1/2 Päckchen Backpulver
- 1 Prise Salz
- Puderzucker
- Butter
- Paniermehl

Zubereitung:

1.) Mehl und Backpulver in eine Schüssel füllen und gut verrühren. Dazu werden die kandierten Früchte möglichst klein gewürfelt.

2.) Nun muss die Butter schaumig verrührt werden. Zur Schaumbutter kommen Salz, Eier, Vanillemark und der Zucker. Alles wird gut zusammen gerührt.

3.) Jetzt noch das Mehl und Backpulver Gemisch unter die Masse rühren. Dies sollte Löffel für Löffel mit einem großen Esslöffel geschehen. Hierzu kommen noch die kandierten Früchte.

4.) Nun noch alle kleinen Förmchen für kleine Napfkuchen vorbereiten und den Teig einfüllen.

5.) Der Backofen kann auf 190 °C vorgeheizt werden. Hierin können die kleinen Gugelhupfe für maximal 60 Minuten fertig gebacken sein.

6.) Die fertigen kleinen Kuchen gut auskühlen lassen und zum Schluss mit Puderzucker bestreuen.

73. Mini Stollen

Vorbereitungszeit: 40 Minuten
Backzeit: 20 Minuten

Fertig in: 60 Minuten

Zutaten:

- 250 g Weizenmehl
- 750 g Weizenmehl
- 300 ml Milch
- 225 g Puderzucker
- 150 g Butter
- 150 g Macadamianüsse
- 100 g Zucker

- 75 g Pistazien
- 75 g Kirschen
- 2 Ei
- 2 Päckchen Vanillezucker
- 2 Würfel Hefe
- 2 EL Zitronensaft
- 2 Prisen Salz

Zubereitung:

1.) Zuerst muss die Milch erwärmt werden. Und danach wird eine große Schüssel bereit gestellt und das Mehl gesiebt. In das Mehl wird nun in die Mitte eine kleine Mulde gedrückt. Hierein kommt eine Mischung aus einem Teil der Milch und Hefe die zusammen mit Zucker und mit dem Mehl zu einem Teig verarbeitet wird. Dieser muss erst einmal 20 Minuten gehen.

2.) Nun werden die Kirschen, die Pistazien und die Nüsse gehackt. Anschließend müssen die restliche Milch, die Butter, das Salz, der Vanillezucker und die Eier zum schon fertigen Teig gegeben. Alles wird kräftig zusammen geknetet und der fertige Teig muss nun noch einmal 45 Minuten an einem warmen Platz gehen.

3.) Jetzt muss der Teig noch einmal geknetet werden und dabei sollten 75 % der Mischung aus Kirschen, Pistazien und Nüssen untergeknetet sein.

4.) Der Teig wird nun in viele kleine Teile zerschnitten und zu kleinen Stollen verarbeitet. Jetzt sollte man den Backofen auf 175 °C vorheizen. Nun die Backbleche mit den kleinen Stollen füllen und dabei vorher auf den Backblechen Backpapier verteilen. Die Stollen werden nun 20 Minuten fertig gebacken.

5.) Während die Stollen backen, kann der Guss zubereitet werden. Hierfür werden Zitronensaft und Puderzucker miteinander vermischt. Kommen die Stollen aus dem Backofen müssen sie erst einmal abkühlen und sie werden mit dem Guss überzogen. Jetzt noch die restliche Mischung aus Kirschen, Pistazien und Nüssen darüber streuen und die Stollen trocknen lassen. Zusätzlich noch mit Puderzucker bestäubt können die Stollen serviert werden.

74. Mohnplätzchen

Vorbereitungszeit: 150 Minuten
Backzeit: 8 Minuten

Fertig in: 158 Minuten

Zutaten:

- 600 g Mehl
- 400 g Butter
- 200 g Puderzucker
- 200 g Himbeergelee
- 150 g gemahlener Mohn

- 2 Eier
- 6 El Puderzucker
- 2 TL Zitronenschale
- Salz

Zubereitung:

1.) Im ersten Schritt wird die Butter in kleine Stücke geschnitten. Diese in eine große Schüssel geben und mit Zitronenschale, Eiern, Mehl, Mohn, Salz und Puderzucker kräftig verkneten, bis ein glatter Teig entsteht.

2.) Aus dem Teig muss eine Teigkugel geformt werden, die am besten in Alufolie für zwei Stunden im Kühlschrank gelagert wird.

3.) Danach die Kugel auf einer bemehlten Fläche ausrollen und nun können mit den unterschiedlichsten Plätzchenform die Mohnplätzchen ausgestochen werden. Dabei die Teigreste immer wieder kurz kneten und wieder ausrollen bis aller Teig verbraucht ist.

4.) Anschließend sollte der Backofen auf 180 °C vorgeheizt werden. Die fertig ausgestochenen Plätzchen können immer direkt auf ein Backblech gelegt werden, wobei auf dem Backblech ein Backpapier liegen sollte. Nun die Mohnplätzchen maximal für 8 Minuten in den Backofen geben.

5.) Die fertig gebackenen Plätzchen sollten erst einmal gut auskühlen und danach kann die eine Hälfte mit Puderzucker bestreut werden.

6.) Die andere Hälfte der Plätzchen wird mit Himbeergelee bepinselt und anschließend können die Plätzchen mit dem Puderzucker darauf liegen. Nur noch leicht andrücken und die Plätzchen können serviert werden.

75. Mohn-Zitronen-Plätzchen

Vorbereitungszeit: 30 Minuten
Backzeit: 8 Minuten

Fertig in: 38 Minuten

Zutaten:

- 440 g Mehl
- 350 g Butter
- 300 g Lemon Curd
- 100 g Zucker
- 80 g Puderzucker

- 2 Packung Vanillezucker
- 5 EL Mohnsaat
- 2 TL Zitronenschale
- 6 TL Puderzucker
- 1 Prise Salz

Zubereitung:

1.) In eine große Schüssel kommen die bereitgelegten Zutaten wie Salz, Zitronenschale, Vanillezucker, Puderzucker, Zucker und Butter. Diese werden kräftig geknetet und dabei wird immer wieder Mehl und der Mohn hinzu gegeben. Ist ein glatter Teig entstanden, dann wird dieser in Alufolie gepackt und über Nacht gut im Kühlschrank gekühlt.

2.) Am nächsten Morgen können aus dem Teig zwei Kugeln entstehen und diese werden gut ausgerollt. Jetzt kommen die Ausstechformen für Plätzchen zum Einsatz, wobei restliche Teig immer wieder ausgerollt wird, bis aller Teig verbraucht wird. Die fertigen Plätzchen können direkt auf einem Backblech mit Backpapier verteilt werden.

3.) Bei der Hälfte der Plätzchen müssen jetzt noch drei kleine Mulden gestochen werden und der Backofen wird auf 180 °C vorgeheizt. Ist der Backofen heiß, dann kommen die Plätzchen für maximal 8 Minuten hinein und werden fertig gebacken.

4.) Jetzt kommt der Lemon Curd zum Einsatz, wobei er in einen Spritzbeutel gefüllt wird. So kann er in die kleinen Mulden verteilt werden. Der restliche Lemon Curd wird auf die Plätzchen ohne Löcher verteilt und dies sehr mittig. Nun die Lochplätzchen noch mit Puderzucker bestreuen und dann immer ein Lochplätzchen auf ein Plätzchen ohne Loch legen. So können die Plätzchen serviert werden.

76. Monde mit Mandeln

Vorbereitungszeit: 40 Minuten
Backzeit: 10 Minuten

Fertig in: 50 Minuten

Zutaten:

- 440 g Mehl
- 500 g Mehl
- 250 g Zucker
- 250 g Butter
- 200 g Kuvertüre
- 200 g gehackte oder gemahlene Haselnüsse

- 2 Eier
- 2 TL Backpulver
- 2 TL Kokosfett
- 2 Packungen Vanillezucker
- 2 Msp. gemahlener Zimt
- 2 Msp. Muskatblüte

Zubereitung:

1.) Alle Zutaten bis auf die Kuvertüre und das Kokosfett in eine Schüssel geben und dort zu einem Teig vermengen.

2.) Die Arbeitsfläche mit Mehl bestreuen und den Teig dort ausrollen. Mit einer Form kleine Monde ausstechen. So lange wiederholen bis der Teig komplett aufgebraucht ist.

3.) Ein Blech mit Backpapier auslegen und die Monde darauf mit etwas Abstand auslegen. Für 10 Minuten in dem auf 160 °C vorgeheizten Ofen backen. Etwas auskühlen lassen.

4.) Kuvertüre und Kokosfett im Wasserbad schmelzen. Die Monde darin eintauchen und erst servieren, wenn die Schokolade vollständig getrocknet ist.

77. Mürbes Löffel-gebäck

Vorbereitungszeit: 30 Minuten

Fertig in: 40 Minuten

Backzeit: 10 Minuten

Zutaten:

- 500 g Mehl
- 300 g Butter
- 300 g Himbeerkonfitüre
- 200 g Zucker

- 2 Packungen Zuckerguss
- 2 Packungen Vanillezucker
- 2 TL Natron
- Puderzucker

Tipp:

Die Plätzchen können ohne Probleme auch mit Nougatcreme zusammengefügt und mit Schokolade umhüllt werden.

Zubereitung:

1.) Einen Topf auf dem Herd bereitstellen und darin die Butter bei mittlerer Hitze schmelzen. Zum Schluss sollte diese eine goldgelbe Farbe aufweisen.
2.) In einer Schüssel Mehl, Zucker, Vanillezucker und Natron gut miteinander vermengen. Mit der geschmolzenen Butter vermischen und so lange vermengen bis keine Mehlklumpen mehr zu entdecken sind.
3.) Ein Blech mit Backpapier auslegen. Mit der Hilfe eines Löffels kleine Nocken formen und diese auf dem Backblech mit etwas Abstand zueinander platzieren.
4.) Den Backofen auf 175 °C vorheizen und die Nocken dort für 10 Minuten backen.
5.) In der Zwischenzeit den Tortenguss nach Packungsanweisung zubereiten. Jeweils zwei Plätzchen mit der Himbeerkonfitüre zusammenkleben. Mit dem Zuckerguss ummanteln sowie dem Puderzucker bestreuen. Vor dem Verzehr den Zuckerguss komplett trocknen lassen.

78. Mürbeteigplätzchen

Vorbereitungszeit: 120 Minuten

Backzeit: 10 Minuten

Fertig in: 130 Minuten

Zutaten:

- 400 g Mehl
- 200 g Butter
- 200 g Zucker

- 2 Eier
- 1 Packung Vanillezucker
- 1 Packung Backpulver

Tipp:

Die Plätzchen können, wenn Sie abgekühlt sind, zum Beispiel mit Zuckerguss dekoriert werden. Eine zweite Alternative ist ein Klecks Honig oder Rübenkraut dünn auf den Plätzchen zu verstreichen und darauf eine Schicht Haferflocken zu streuen.

Zubereitung:

1.) Die Butter aus dem Kühlschrank nehmen und dort weich werden lassen. Nach etwa 10 Minuten die Butter mit einem Löffel zu kleinen Flocken formen.
2.) In einer Schüssel Mehl, Zucker, Vanillezucker und Backpulver vermischen. Die Eier aufschlagen und gemeinsam mit den Butterflocken dem Inhalt der Schüssel hinzufügen. Alles mit einer Küchenmaschine oder einem Handrührgerät zu einem glatten Teig verarbeiten.
3.) Den Teig in der Schüssel mit einem Küchentuch abdecken und für 90 Minuten im Kühlschrank lagern.
4.) Nach der Ruhezeit den Teig ausrollen und mit Formen Plätzchen ausstechen. So oft wiederholen bis der gesamte Teig verbraucht ist. Ein Backblech mit Backpapier auslegen und die Plätzchen darauf mit etwas Zwischenraum platzieren.
5.) Den Backofen auf 175 °C vorheizen und darin die Plätzchen für 10 Minuten backen. Vor dem Servieren abkühlen lassen.

79. Musklappen

Vorbereitungszeit: 50 Minuten
Backzeit: 15 Minuten

Fertig in: 65 Minuten

Zutaten:

- 500 g Mehl
- 250 g Butter oder Margarine
- 175 g Zucker
- 2 Eier
- 1 Glas Erdbeermarmelade

- 2 Packungen Vanillinzucker
- 2 TL Backpulver
- dunkle Kuvertüre
- Mehl

Zubereitung:

1.) Butter, Eier, Vanillezucker, Zucker, Backpulver und Mehl in eine große Schüssel geben und zu einem glatten Teig verarbeiten.

2.) In Alufolie verpackt kann der Teig erst einmal für eine halbe Stunde im Kühlschrank ruhen.

3.) Nun wird der Teig ausgerollt und das Ausstechen kann beginnen. Hier kann eine kleine Espressotasse oder ein kleines Glas gute Dienste leisten.

4.) Die Plätzchen werden auf ein Backblech mit einem Backpapier gelegt.

5.) Danach wird der Backofen auf 200 °C vorgeheizt und die Plätzchen werden für 15 Minuten gebacken.

6.) Nach dem Backen müssen die Plätzchen auskühlen und auf die eine Hälfte der Plätzchen wird Marmelade gestrichen. Nun werden die Plätzchen ohne Marmelade auf die Marmeladenplätzchen gelegt.

7.) Jetzt wird die Kuvertüre zubereitet und auf den Plätzchen verteilt.

80. Mutzemandel

Vorbereitungszeit: 30 Minuten
Backzeit: 15 Minuten

Fertig in: 45 Minuten

Zutaten:

- 400 g Mehl
- 125 g Zucker
- 125 g Butter
- 2 Eier
- 1 Rumaroma

- 2 TL Backpulver
- 2 Tropfen Mandelaroma
- Puderzucker
- Rosenöl

Zubereitung:

1.) Alle Zutaten werden in eine Schüssel gegeben und zu einem Teig verknetet.
2.) Der Teig wird für eine kurze Zeit im Kühlschrank gelagert und dann auf einer bemehlten Arbeitsfläche ausgerollt.
3.) Jetzt kommen die Ausstechformen zum Einsatz und die fertigen Plätzchen werden auf ein Backblech mit einem Backpapier gelegt.
4.) Nun wird der Backofen auf 180 °C vorgeheizt und die Plätzchen kommen für maximal 15 Minuten in den Backofen.
5.) Nach dem Backen müssen die Plätzchen auskühlen und dann werden sie mit dem Puderzucker bestreut. Je nach Wunsch können die Plätzchen auch mit Rosenöl beträufelt werden.

81. Nougatberge

Zutaten:

- 350 g Mehl
- 250 g Butter
- 220 g Nougat
- 150 g Haselnusskrokant
- 100 g Puderzucker

- 2 Eigelb
- 2 Packungen Vanillinzucker
- 2 EL Rum
- 1 TL Zimt
- 2 Prisen Kardamom

Zubereitung:

1.) Butter, Puderzucker, Vanillezucker, Zimtpulver, Eigelb, Mehl und Kardamom in eine Schüssel geben. Dort zu einem Teig vermengen und mit den Händen zu einer Rolle formen. In Frischhaltefolie einwickeln und für 60 Minuten in den Kühlschrank legen.

2.) Den Nougat im Wasserbad schmelzen und dort mit dem Rum und dem Krokant vermengen. Abkühlen lassen und kleine Kugeln daraus formen.

3.) Die Teigrolle in 1,5 cm breite Scheiben schneiden und in jede dieser Scheiben eine Nougatkugel geben. Die Kugeln mit dem Teig verhüllen und fest verschließen.

4.) Ein Blech mit Backpapier auslegen und darauf die Plätzchen verteilen. Im auf 140 °C vorgeheizten Ofen die Plätzchen für 20 Minuten backen. Etwas abkühlen lassen vor dem Verzehr.

82. Nougatcreme Sterne

Vorbereitungszeit: 48 Minuten
Backzeit: 12 Minuten

Fertig in: 60 Minuten

Zutaten:

- 400 g Mehl
- 400 g Nougat
- 250 g Butter
- 150 g weiße Kuvertüre
- 150 g Vollmilchkuvertüre

- 120 g Zucker
- 100 g gemahlene Haselnüsse
- 2 Eier
- 12 EL Sahne
- 1 TL Ingwerpulver

Zubereitung:

1.) Stehen alle Zutaten und eine Schüssel bereit, dann sollten Eier, Butter, Zucker, Ingwer, Nüsse und Mehl zu einem Teig gut verknetet werden.

2.) Der Teig gehört nun am besten in Alufolie und sollte im Kühlschrank für eine Stunde bleiben.

3.) Danach wird der Teig gut ausgerollt und kann mit Sternchenformen ausgestochen werden.

4.) Die entstandenen Sterne sollte auf einem Backblech mit Backpapier platziert und für maximal 12 Minuten in den Backofen geschoben werden. Diese kann schon vorher auf 200 °C vorgeheizt sein.

5.) Die fertig gebackenen Plätzchen sollten gut auskühlen, denn nur so sollte sie mit Nougat bestrichen werden. Hierbei sollte ein Wasserbad bereitstehen, damit Nougat und Sahne vermischt werden können.

6.) Die Sterne werden nur zur Hälfte mit der Nougatmasse bestrichen und müssen danach gut trocknen, ehe man sie servieren kann.

83. Nougat Knöpfe

Vorbereitungszeit: 85 Minuten

Backzeit: 15 Minuten

Fertig in: 100 Minuten

Zutaten:

- 240 g gemahlene Haferflocken
- 200 g Butter
- 200 g Zucker
- 120 g Mehl
- 100 g Haselnusscreme

- 100 g geriebene Haselnüsse
- 2 Eier
- 2 Päckchen Vanillezucker
- 4 EL Rum
- Schokoladenstreusel

Zubereitung:

1.) Eine Schüssel bereitstellen und darin zuerst die Haferflocken, Zucker, Mehl, geriebene Haselnüsse sowie den Vanillezucker gut vermischen.

2.) Im Anschluss die Butter mit Hilfe eines Löffels in kleine Flocken zerteilen. Diese gemeinsam mit den Eiern und dem Rum ebenfalls in die Schüssel geben. Die Zutaten zu einem glatten Teig vermengen. Diesen abdecken und für 60 Minuten im Kühlschrank lagern.

3.) Den Backofen auf 175 °C vorheizen und danach ein Blech mit Backpapier auslegen. Mit Hilfe von zwei Löffeln Teigkleckse auf dem Blech verteilen und leicht andrücken. Für 15 Minuten backen.

4.) Die Plätzchen etwas abkühlen lassen und damit eine Seite der Kekse bestreichen. Die Schokoladenstreusel darüber verteilen und auf Wunsch gleich essen.

84. Nougatstangen

Vorbereitungszeit: 35 Minuten
Backzeit: 10 Minuten

Fertig in: 45 Minuten

Zutaten:

Teig:

- 300 g Butter
- 250 g Weizenmehl
- 125 g gemahlene Haselnüsse
- 125 g Puderzucker

- 30 g Kakao
- 2 Packung Vanillezucker
- 2 Msp. gemahlener Zimt
- 4 Eigelb
- 1 gestr. TL Backpulver

Füllung:

- 125 g Nuss-Nougat Creme

Guss:

- 200 g Zartbitterschokolade
- 1 EL Speiseöl

Zubereitung:

1.) Die Butter in eine Schüssel geben und dort schaumig schlagen. Den Puderzucker, Vanillezucker und Zimt unterrühren. Die Eigelbe verquirlen und ebenfalls unterrühren.

2.) Als nächstes Kakao, Mehl und Backpulver hinzufügen und als letztes mit den Haselnüssen zu einem Teig verarbeiten. Diesen in einen Spritzbeutel füllen.

3.) Ein Backblech mit Backpapier auslegen und darauf jeweils 5 cm große Streifen spritzen. Diese bei 175°C in den Ofen schieben und für etwa 10 Minuten backen. Das Gebäck zuerst etwas abkühlen lassen.

4.) Die Nougatcreme im Wasserbad verflüssigen. Jeweils auf die Hälfte des Gebäcks geben und die anderen Hälften darauflegen und durch leichtes andrücken miteinander verbinden.

5.) Für den Guss die Schokolade mit dem Öl ebenfalls im Wasserbad erhitzen. Die Enden der Nougatstangen eintauchen und erst servieren, wenn die Schokolade komplett getrocknet ist. Neben Zartbitterschokolade kann natürlich auch Milchschokolade oder weiße verwendet werden.

85. Nuss-Busserl

Vorbereitungszeit: 30 Minuten   *Fertig in: 45 Minuten*
Backzeit: 15 Minuten

Zutaten:

- 300 g Butter
- 500 g gemahlene Haselnüsse
- 325 g Zucker
- 60 g Raspelschokolade
- 5 Eiweiß

- 1 TL gemahlener Kaffee
- Vanilleschote
- Backoblaten
- Schokoladen-Kuvertüre
- Marmelade

Zubereitung:

1.) Eine Schüsse bereitstellen und darin zuerst das Eiweiß steif schlagen. In kleinen Portionen den Zucker einrieseln lassen und ständig weiterrühren.

2.) Im nächsten Arbeitsschritt zuerst die Vanilleschote halbieren und mit einem Messer vorsichtig das Mark aus den Hälften auslösen.

3.) Das Vanillemark, die geraspelte Schokolade, den Kaffee und die Haselnüsse hinzufügen und alles nochmals miteinander vermengen.

4.) Den Ofen auf 150 °C vorheizen. Ein Backblech mit Backpapier auslegen. Hierauf die Oblaten verteilen. Jeweils einen Klecks des Teigs auf den Oblaten verteilen und in die Mitte mit dem Daumen oder einem Küchenlöffel eine Mulde formen.

5.) Die Plätzchen für 15 Minuten backen.

6.) In der Zwischenzeit die Kuvertüre schmelzen. In die Vertiefung jeweils einen Klecks Marmelade füllen. Die übrige Oberseite mit der flüssigen Kuvertüre bestreichen. Vor dem Verzehr zuerst vollständig trocknen lassen.

86. Nussecken

Vorbereitungszeit: 60 Minuten
Backzeit: 30 Minuten

Fertig in: 90 Minuten

Zutaten:

Teig:

- 500 g Mehl
- 200 g Butter
- 175 g Zucker

- 2 Pck. Vanillezucker
- 2 TL Backpulver
- 3 Eier

Belag:

- 200 g Butter
- 200 g Zucker
- 250 g gehackte Haselnüsse

- 250 g gehackte Mandeln
- 2 Pck. Vanillezucker
- 7 EL Aprikosenmarmelade

Zubereitung:

1.) Alle Zutaten für den Teig bis auf die Butter und die Eier in eine Schüssel geben. Dieser Mischung noch 100 g Zucker hinzufügen. Kurz miteinander vermengen.

2.) Die Butter mit einem Löffel in kleine Flöckchen zerkleinern und gemeinsam mit den Eiern zur Mischung in der Schüssel hinzufügen. Mit einem Handrührgerät zu einem glatten Teig ohne Klumpen vermischen. Die Schüssel danach mit einem Küchentuch oder Frischhaltefolie abdecken und im Kühlschrank für 30 Minuten ruhen lassen.

3.) In der Zwischenzeit kann der Belag für den Teig zubereitet werden. Hierfür zuerst einen kleinen Topf stellen und die Butter vorsichtig bei mittlerer Hitze zerlaufen lassen. Dabei das Umrühren nicht vergessen, da die flüssige Butter ansonsten schnell braun wird.

4.) Die übrigen Zutaten für den Belag bis auf die Marmelade hinzufügen und alles gut miteinander vermengen. Bei kleiner Hitze etwas köcheln lassen bis sich der Zucker komplett verflüssigt hat. Eventuell etwas Wasser hinzufügen, um diesen Prozess zu begünstigen.

5.) Ein Blech entweder einfetten oder mit Backpapier auslegen. Den Teig darauf zu einer dünnen Schicht ausrollen. Diese sollte das komplette Blech bedecken.

6.) Die Marmelade auf dem kompletten Teig verstreichen. Darauf die warme Mischung für den Belag geben und gleichmäßig auf der Marmelade verteilen.

7.) In dem auf 175 °C vorgeheizten Ofen für ca. 30 Minuten backen. Das Blech danach aus dem Ofen holen und die Nussplätzchen abkühlen lassen. Die Plätzchen können dann zum Beispiel zu den typischen Nussecken oder auch in andere Formen geschnitten werden.

87. Nusskipferl

Vorbereitungszeit: 55 Minuten   *Fertig in: 67 Minuten*
Backzeit: 12 Minuten

Zutaten:

Vorteig:
- 20 g Hefe
- 100 ml lauwarme Milch
- 2 Eigelb
- 2 TL Mehl
- 2 TL Zucker

Teig:
- 500 g Mehl
- 280 g Butter
- 2 EL Zucker
- 1 Prise Salz

Füllung:
- 200 g gemahlene Haselnüsse
- 200 g Zucker
- 4 EL Rum
- 4 EL Wasser

Zubereitung:

1.) Eine kleine Schüssel bereitstellen. Darin alle für den Vorteig benötigten Zutaten geben und gut miteinander vermengen. Die Schüssel abdecken und an einen warmen Ort stellen. Dort für 30 Minuten gehen lassen.

2.) Eine zweite Schüssel bereitstellen und darin die übrigen Zutaten für den Teig geben. Nach der Ruhezeit den Vorteig hinzufügen und mit einem Handmixgerät oder einer Küchenmaschine alles zu einem glatten Teig vermengen. Kurz beiseite stellen.

3.) In der Zwischenzeit alle Zutaten für die Nussfüllung in eine dritte Schüssel geben und dort so lange mit einem Kochlöffel vermengen, bis ein fester, klebriger Brei entstanden ist.

4.) Im Anschluss etwas Mehl auf der Arbeitsfläche verteilen und darauf den Teig dünn ausrollen. Nun nach Belieben Dreiecke, Quadrate oder auch andere Formen ausstechen. Jeweils einen Löffel mit der Nussfüllung auf dem Teig verteilen und die Teigränder leicht einklappen, damit die Füllung nicht ausläuft.

5.) Den Ofen auf 175 °C vorheizen. Ein Backblech mit Backpapier auslegen. Die Plätzchen mit etwas Abstand darauf verteilen und für 12 Minuten backen. Vor dem Verzehr zuerst etwas abkühlen lassen.

88. Nussküsse

Vorbereitungszeit: 40 Minuten
Backzeit: 20 Minuten

Fertig in: 60 Minuten

Zutaten:

- 500 g Mehl
- 350 g Butter
- 200 g Zucker
- 200 g gemahlene Walnüsse
- 100 g Vollmilchkuvertüre

- 100 g weiße Kuvertüre
- 2 Eigelb
- 2 Ei
- 80 Walnusskerne
- 2 TL Zimtpulver

Zubereitung:

1.) Die Butter zusammen mit dem Zucker in einer Schüssel füllen und dort schaumig schlagen. Als Nächstes die Eier, Eigelb sowie das Zimtpulver hinzufügen und weiter einrühren. Zum Schluss Mehl und die gemahlenen Walnüsse hinzufügen und alle Zutaten in der Schüssel zu einem glatten Teig vermengen.
2.) Die Schüssel abdecken und für 60 Minuten im Kühlschrank lagern.
3.) Ein Blech mit Backpapier auslegen. Den Teig zu Kugeln formen und diese auf dem Blech mit etwas Abstand verteilen. Bei 180 °C für 20 Minuten backen.
4.) In der Zwischenzeit die Kuvertüre in zwei separaten Wasserbädern schmelzen. Jeweils die Hälfte mit weißer und die andere Hälfte mit dunkler Schokolade umhüllen. Die Walnusskerne hacken und auch der noch feuchten Kuvertüre verteilen. Erst trocknen lassen und dann verzehren.

89. Oberpfälzer Haferplätzchen

Vorbereitungszeit: 30 Minuten
Backzeit: 11 Minuten

Fertig in: 41 Minuten

Zutaten:

- 240 g Haferflocken
- 160 g Butter
- 160 g Zucker
- 160 g Butter

- 100 g Weizenmehl
- 2 Eier
- 2 TL Backpulver
- Zitronenschale

Zubereitung:

1.) Für diese Plätzchen wird ein Topf benötigt, denn in diesem werden die Haferflocken in Butter geröstet. Hierbei sollte man das Umrühren nicht vergessen und die Haferflocken nach maximal 3 Minuten von der Herdplatte nehmen.

2.) Nun werden Zitronenschale, Zucker und Eier schaumig gerührt und dann alle Zutaten gut miteinander vermischt.

3.) Je sollte ein Backblech bereitstehen, auf dem ein Backpapier liegt. Hierauf kann der Teig einfach mit einem Löffel in kleinen Häufchen verteilen. Diese sollten aber erst einmal mit dem Löffel leicht angedrückt werden.

4.) Ist der Backofen schon auf 180 °C vorgeheizt, dann kann das Backblech für maximal 11 Minuten hier einen Platz finden.

5.) Die fertigen Plätzchen sollten gut auskühlen. Sie können so gegessen werden, aber man kann sie auch noch in leckere Zartbitterkuvertüre eintauchen vor dem Verzehr und dann gut trocknen lassen.

90. Orangenzungen

Vorbereitungszeit: 30 Minuten
Backzeit: 10 Minuten

Fertig in: 40 Minuten

Zutaten:

- 500 g Mehl
- 350 g Butter
- 200 g Zucker
- 200 g Marzipanrohmasse

- 200 g Blockschokolade
- 6 Eigelbe
- 2 Orangen
- Aprikosenmarmelade

Zubereitung:

1.) Die Butter mit einem Löffel in kleine Flocken zerkleinern. Danach die Marzipanrohmasse mit den Fingern ebenfalls sehr fein zerkleinern. Als letzten Schritt der Vorbereitung die Orangen auspressen.

2.) Eine Schüssel bereitstellen und darin die Butterflocken zusammen mit dem Zucker und den Eigelben schaumig schlagen. Das zerkleinerte Marzipan und den Orangensaft hinzufügen und ebenfalls mit einem Handrührgerät vermengen. Das Mehl in kleinen Portionen hinzufügen und zu einem glatten Teig verarbeiten.

3.) Die Teigmasse in einen Spritzbeutel füllen. Ein Blech mit Backpapier auslegen und dort den Teig in der gewünschten Form verteilen.

4.) Den Ofen auf 175 °C vorheizen und für 10 Minuten backen. Im Anschluss die Plätzchen auskühlen lassen.

5.) In der Zwischenzeit die Schokolade im Wasserbad schmelzen. Jeweils zwei Plätzchen mit Hilfe der Marmelade zusammenkleben. Die doppelten Plätzchen bis zur Hälfte in Schokolade tauchen und auf dem Blech vor dem Verzehr trocknen lassen.

91. Pekannuss Brownies

Vorbereitungszeit: 25 Minuten
Backzeit: 45 Minuten

Fertig in: 70 Minuten

Zutaten:

- 1 kg Zucker
- 500 g Butter
- 500 g Mehl
- 200 g Pekannüsse

- 200 g Kakaopulver
- 8 Eier
- 1/2 TL Backpulver
- 1/2 TL Meersalz

Tipp:

Die Brownies schmecken auch mit anderen Nüssen wie zum Beispiel Walnüssen. Wer auf das Meersalz verzichten möchte, kann auch gesalzene Cashewkerne oder Pistazien für die Zubereitung verwenden.

Zubereitung:

1.) Einen Topf auf dem Herd bereitstellen und dort bei kleinen Temperaturen die Butter langsam schmelzen. Etwas kühler werden lassen. Die Pekannüsse mit einem großen Küchenmesser hacken und in einer Schüssel beiseite stellen.
2.) Zucker, Mehl, Kakaopulver, Backpulver und Meersalz in einer Schüssel vermengen. Nacheinander die Eier und die flüssige Butter hinzufügen und alles mit einem Handrührgerät zu einem Teig vermengen. Die Nüsse im Anschluss mit einem Küchenlöffel unterheben.
3.) Eine Kuchenform mit Butter einfetten und den Teig darin glatt verstreichen.
4.) Den Backofen auf 175 °C vorheizen und die Brownies darin für 40 bis 45 Minuten backen. Die Brownies sind fertig, wenn beim Stäbchentest kein Teig mehr haften bleibt.
5.) Den Teig aus der Form lösen und vollständig abkühlen lassen. Vor dem Servieren in Quadrate oder auch Rechtecke schneiden.

92. Pfauenaugen Plätzchen

Vorbereitungszeit: 120 Minuten

Backzeit: 15 Minuten

Fertig in: 135 Minuten

Zutaten:

Teig:

- 500 g Mehl
- 300 g Butter
- 125 g Puderzucker

- 2 Eigelb
- 2 Packungen Vanillezucker
- 1 Prise Salz

Teig:

- 500 g Mehl
- 300 g Butter
- 125 g Puderzucker

- 2 Eigelb
- 2 Packungen Vanillezucker
- 1 Prise Salz

Füllung:

- 300 g Himbeergelee

Zubereitung:

1.) Eine Schüssel bereitstellen und darin zuerst Mehl, Puderzucker, Vanillezucker und Salz vermengen. Die übrigen Zutaten hinzugeben und mit einem Handrührgerät zu einem glatten Teig vermengen.

2.) Etwas Mehl auf der Arbeitsfläche verteilen und den Teig dort nochmals mit den Händen durchkneten. Den Teig in Frischhaltefolie einwickeln und für 90 Minuten im Kühlschrank aufbewahren.

3.) Etwa 30 Minuten vor Ende der Ruhezeit das Marzipan mit einem Messer oder den Fingern fein zerkleinern. Mit den übrigen Zutaten für die Marzipancreme in eine Schüssel oder einen Mixer geben und so lange vermengen bis eine cremige Konsistenz entsteht.

4.) Nach der Ruhezeit im Kühlschrank den Teig ausrollen und mit Gläsern runde Plätzchen ausstechen. So lange wiederholen bis der gesamte Teig verbraucht wurde. Ein Blech mit Backpapier auslegen und die Plätzchen darauf mit viel Abstand platzieren.

5.) Den Ofen auf 180 °C vorheizen. Die Marzipancreme in eine Spritztüte füllen und damit die Plätzchen in einem Kreis umrunden. In die Mitte das Gelee verteilen bis der gesamte Kreis ausgefüllt ist.

6.) Für ca. 15 Minuten im Ofen backen. Nach dieser Zeit die Plätzchen aus den Ofen holen und vor den Verzehr komplett abkühlen lassen.

93. Pfefferkuchen

Vorbereitungszeit: 300 Minuten

Backzeit: 30 Minuten

Fertig in: 330 Minuten

Zutaten:

- 500 g Mehl
- 1 kg Mehl
- 400 g Honig
- 200 g Butter
- 200 g Zucker
- 150 g gemahlene Mandeln
- 100 g fein gehacktes Zitronat

- 100 g Kakao
- 75 g Gänsefett
- 50 g gemahlene Haselnüsse
- 2 Eigelb
- 1 Packung Neunerlei Gewürz
- 1 Packung Hayma Treibkraft

Zubereitung:

1.) Das Gänsefett gemeinsam mit dem Honig und der Butter in einem kleinen Topf auf dem Herd schmelzen. Den Zucker hinzufügen und bei mittlerer Hitze unter rühren langsam auflösen. Kurz abkühlen lassen und im Anschluss die Eigelb hinzufügen und unterrühren.

2.) Danach die verbleibenden Zutaten hinzufügen und alles zu einem Teig vermengen. Diesen mit einem Tuch abdecken und an einem kühlen Ort für mehrere Stunden ruhen lassen.

3.) Den Teig danach dünn ausrollen und als Nächstes die Pfefferkuchen in der gewünschten Form ausstechen. Die Pfefferkuchen auf einem mit Backpapier ausgelegten Blech platzieren.

4.) Den Ofen auf 125 °C vorheizen und die Pfefferkuchen dort für 30 Minuten backen. Etwas abkühlen lassen und nach Belieben mit essbaren Dekorationen garnieren oder pur genießen.

94. Pfeffernüsse

Vorbereitungszeit: 30 Minuten
Backzeit: 15 Minuten

Fertig in: 45 Minuten

Zutaten:

Teig:

- 300 g Mehl
- 250 g Zucker
- 75 g gemahlene Mandeln
- 3 Eier

Glasur:

- 75 g Puderzucker
- 4 TL Zitronensaft

- 1 TL Zimt
- 2 TL abgeriebene Zitrone
- 1 TL Backpulver
- 1 Msp. weißer Pfeffer

Zubereitung:

1.) Zuerst Zucker und Eier in eine Schüssel geben. Diese Zutaten mit einem Handrührgerät vermengen. Die übrigen Zutaten für den Teig hinzufügen und zu einem Teig vermengen.

2.) Mehl aus der Arbeitsfläche verteilen und den Teig nochmals mit den Händen durchkneten.

3.) Ein Blech mit Backpapier auslegen und den Teig zu kleine Kugeln formen. Auf das Backblech legen und bei 175 °C für 15 Minuten im Ofen backen.

4.) In der Zwischenzeit die übrigen Zutaten in einer Schüssel zu einem klebrigen Zuckerguss vermengen. Mit einem Pinsel auf dem Gebäck verteilen und vor dem Verzehr komplett trocknen lassen.

95. Pfundplätzchen

Vorbereitungszeit: 120 Minuten   *Fertig in: 132 Minuten*
Backzeit: 12 Minuten

Zutaten:

Teig:

- 500 g Mehl
- 500 g Zucker
- 500 g Butter
- 250 g gemahlene Mandeln

- 250 g Kokosraspeln
- 2 Packungen Vanillezucker
- 1 Packung Backpulver
- 4 Tropfen Bittermandel

Zubereitung:

1.) Eine Schüssel bereitstellen. Darin zuerst Mehl, Zucker, gemahlene Mandeln, Kokosraspeln Vanillezucker und Backpulver miteinander vermengen.

2.) Im Anschluss mit einem Löffel die Butter in kleine Flocken zerteilen. Diese gemeinsam mit dem Bittermandelaroma hinzufügen und mit einem Handrührgerät alles zu einem glatten Teig verarbeiten.

3.) Den Teig in Frischhaltefolie einwickeln und diesen für 90 Minuten im Kühlschrank lagern.

4.) Den Backofen auf 170 °C vorheizen. Den Teig ausrollen und entweder mit Formen oder einem Messer in die gewünschte Form bringen. So lange wiederholen bis der gesamte Teig verarbeitet wurde.

5.) Ein Blech mit Backpapier auslegen und die Plätzchen darauf mit etwas Abstand verteilen. Für 12 Minuten backen und vor dem Verzehr vollständig abkühlen lassen.

96. Pinien-Schoko-Kekse

Vorbereitungszeit: 30 Minuten
Backzeit: 20 Minuten

Fertig in: 50 Minuten

Zutaten:

- 520 g Zucker
- 500 g Butter
- 500 g Mehl
- 300 g Kuvertüre

- 200 g gemahlene Mandeln
- 150 g Kakaopulver
- 8 Eier
- 2 Prisen Vanille

Zubereitung:

1.) Im ersten Schritt müssen Kakao und die geschmolzene Butter miteinander vermischt werden. Jetzt werden Zucker und Eier verrührt bis sie schaumig sind. Dies kommt zur Kakaobutter und dazu wird noch Vanillemark gegeben. Alles gut verrühren und noch mit den Pinienkernen und dem Mehl vermischen.
2.) Nun wird der Backofen auf 160 °C vorgeheizt. In der Zwischenzeit wird ein Backpapier auf ein Backblech gelegt und darauf der Teig verteilt.
3.) Das Backblech kommt nun für 20 Minuten in den Backofen. Nach Backen muss der fertige Teig auskühlen. Erst dann wird die Kuvertüre im Wasserbad erwärmt und der Teig wird damit überzogen.
4.) Jetzt kann alles in kleine Würfel geschnitten werden und die fertigen Plätzchen können serviert werden.

97. Pistazienstangen

Vorbereitungszeit: 30 Minuten

Backzeit: 10 Minuten

Fertig in: 40 Minuten

Zutaten:

- 500 g Mehl
- 400 g Butter
- 120 g Zucker
- 120 g Puderzucker

- 100 g Mandeln
- 80 g gehackte Pistazien
- 80 g Mandeln
- 3 TL Vanillezucker

Zubereitung:

1.) In eine bereitstehende Schüssel sollte man Butter, Pistazien, Mandeln, Zucker und Mehl füllen. Damit sollte ein Teig geknetet werden.

2.) Der Teig sollte in kleine Portionen geteilt werden und damit sollte man Stangen formen.

3.) Jetzt sollte ein Backblech mit einem Backpapier bereitstehen, worauf die Stangen platziert werden können.

4.) Ist der Backofen auf 150 °C vorgeheizt, dann können die Stangen für maximal 10 Minuten in den Backofen.

5.) In der Zwischenzeit kann eine Mischung aus Vanillezucker, Mandeln und Puderzucker für einen Guss fertig sein.

6.) Hierin werden die noch warmen Stangen gewälzt und dann können sie einfach abkühlen, bevor man sie servieren wird.

98. Preiselbeerstreifen

Vorbereitungszeit: 90 Minuten
Backzeit: 15 Minuten

Fertig in: 105 Minuten

Zutaten:

- 400 g Wildpreiselbeerkompott
- 300 g Mehl
- 250 g Butter
- 120 g Puderzucker

- 50 g Speisestärke
- 2 Eigelb
- 1 Vanilleschote
- Salz

Zubereitung:

1.) In eine große Schüssel werden Salz, Puderzucker, Butter und das Vanillemark miteinander vermischt und kräftig geknetet zu einem glatten Teig verarbeitet.

2.) Zum Teig werden noch Stärke, Mehl und Eigelb hinzugegeben und durch das Kneten entsteht der fertige Teig. Dieser wird in Alufolie gepackt und für eine Stunde in den Kühlschrank gelegt.

3.) Nun wird der Backofen auf 190 °C vorgeheizt. In der Zwischenzeit wird der Teig ausgerollt und Teigstreifen mit den Maßen von 35 x 10 cm geschnitten.

4.) Die Teigstreifen werden mit Preiselbeerkompott in der Mitte gefüllt. Vorsicht mit der Menge. Nun werden die Seite darüber geklappt und an der Seite kräftig angedrückt. Hierfür sollte man eine bemehlte Gabel nehmen.

5.) Die fertigen Teigtaschen werden auf ein Backblech mit Backpapier gelegt und für 15 Minuten fertig gebacken.

6.) Nach dem Abkühlen sollte man die Teigtaschen in Stücke schneiden, die eine Breite von 3 cm haben. Nun kann Puderzucker darüber gestreut werden und die Plätzchen sind servierfertig.

99. Puddingplätzchen

Vorbereitungszeit: 30 Minuten

Backzeit: 10 Minuten

Fertig in: 40 Minuten

Zutaten:

- 500 g Mehl
- 500 g Butter
- 200 g Vanillepuddingpulver

- 200 g Puderzucker
- 2 Packungen Vanillezucker

Tipp:

Die Plätzchen schmecken auch sehr gut mit anderen Pudding-pulvern wie etwa mit Mandel- oder Karamellgeschmack.

Zubereitung:

1.) Die Butter mit einem Löffel in kleine Flocken zerteilen. Diese bei Zimmertemperatur weich werden lassen.

2.) Eine Schüssel bereitstellen und darin zuerst den Puderzucker, den Vanillezucker und das Puddingpulver mit Vanillegeschmack vermengen. Die Butterflocken hinzufügen und alles gut vermengen.

3.) Das Mehl in kleinen Portionen hinzufügen und den Inhalt der Schüssel zu einem Teig vermengen.

4.) Ein Backblech mit Backpapier auslegen oder mit Butter einfetten. Den Teig mit den Händen zu kleinen Kugeln formen und auf das Backblech legen. Nach Wunsch mit einer Gabel Muster in die Plätzchen machen.

5.) Den Ofen auf 180 °C vorheizen und die Plätzchen darin für 10 bis 12 Minuten backen.

100. Punschrollen

Vorbereitungszeit: 60 Minuten
Backzeit: 15 Minuten

Fertig in: 75 Minuten

Zutaten:

- 500 g Marzipanrohmasse
- 225 g Zartbitterkuvertüre
- 150 g Butter
- 125 g Mehl
- 125 g Puderzucker
- 125 g Kuchenglasur
- 100 g Zucker

- 75 g Pistazienkerne
- 20 g Kakaopulver
- 2 Eier
- 3 EL Rum
- 1/2 TL Backpulver
- Salz

Zubereitung:

1.) Die Vorbereitung kann schon am Vortag beginnen. Jetzt werden Kakao und Butter im Topf erwärmt und vermischt. Danach muss die Masse abkühlen. Dazu in einer Schüssel Salz, Zucker und Eier miteinander verrühren. Anschließend noch Backpulver und Mehl vermischen.

2.) Nun werden alle drei Mischungen verrührt zu einer Masse. Hierbei muss die Reihenfolge Kakaomasse, Eimasse und Mehlmischung eingehalten werden. Jetzt kommt eine Kuchenform zum Einsatz, die mit Backpapier ausgelegt wird und in die der Teig gefüllt wird. Der Backofen wird auf 190 °C vorgeheizt und die Kuchenmasse in einer Viertelstunde fertig gebacken.

3.) Am nächsten geht die Zubereitung weiter und hierfür wird die Kuvertüre im Wasserbad erwärmt. Dazu wird das Marzipan gerieben und mit der restlichen Butter verrührt. Nun kommen noch Rum und Kuvertüre hinzu.
Der am Vortag gebackene Kuchen kann nun zerbröselt werden und er wird unter die Masse verrührt. Jetzt die gesamte Masse kräftig kneten und wenn der Teig glatt ist, wird er in zwei Teile geschnitten.

4.) Das restliche Marzipan mit dem Puderzucker kräftig durchkneten. Aus der Marzipanmasse werden nun Rechtecke gerollt und darauf wird die Kuchenmasse in der Mitte gelegt, die vorher zu einer Rolle geformt wurde. Nun wird das Marzipan fest um die Kuchenmasse gerollt. Danach können daraus Stücke geschnitten werden, die eine Breite von 5 cm haben sollten.

5.) Nun wird der Überzug für die Punschrollen zubereitet in dem Kuvertüre geschmolzen wird. Danach noch die Pistazien hacken. Die Rollen mit den Enden in die Kuvertüre tauchen und darüber die Pistazien streuen. Zum Schluss noch die fertigen Punschrollen gut trocknen lassen und schon sind die Punschrollen servierfertig.

101. Punschsterne

Vorbereitungszeit: 30 Minuten

Fertig in: 36 Minuten

Backzeit: 6 Minuten

Zutaten:

- 500 g Marzipanrohmasse
- 500 g Mehl
- 250 g Butter
- 200 g Zucker

- 2 Eier
- 2 Packung Vanillezucker
- 4 TL Backpulver

Zubereitung:

1.) Die Zutaten für den Teig alle bereitlegen und in einer Schüssel zusammen zu einem Teig verkneten.

2.) Den Teig dann erst einmal für eine kurze Zeit im Kühlschrank gut kühlen lassen. Hierfür wird der Teig in Alufolie verpackt.

3.) Den gekühlten Teig ausrollen und mit einer Ausstechform die gewünschten Sterne formen. Danach den Herd auf 140 °C vorheizen.

4.) Die Plätzchen jetzt bei dieser Temperatur maximal 6 Minuten backen lassen und danach gut auskühlen.

5.) Nun kommt die Aprikosenmarmelade zum Einsatz. Wobei immer zwei Sterne zu einem Stern mit Marmeladenfüllung zusammengeklappt werden.

102. Rahmplätzchen

Vorbereitungszeit: 30 Minuten
Backzeit: 12 Minuten

Fertig in: 42 Minuten

Zutaten:

- 500 g Mehl
- 380 g Butter
- 250 g Puderzucker
- 4 Eigelb

- 1 Packung Backpulver
- 2 EL süßer Rahm
- Zitronenschale

Zubereitung:

1.) Die Butter mit einem Löffel in kleine Flocken zerteilen.
2.) Eine Schüssel bereitstellen und darin Mehl, Puderzucker, Backpulver und Zitronenschale vermengen. Die übrigen Zutaten hinzufügen und mit der Hilfe der Küchenmaschine oder eines Handrührgeräts zu einem glatten Teig vermengen. Kurz abdecken während der weiteren Vorbereitungen.
3.) Den Ofen auf 175 °C vorheizen. Ein Backblech mit Backpapier auslegen.
4.) Den Teig auf einer bemehlten Arbeitsfläche dünn ausrollen. Mit Hilfe von Formen die Plätzchen ausstechen und diesen Arbeitsschritt so lange wiederholen bis der gesamte Teig aufgebraucht ist.
5.) Die Plätzchen mit etwas Abstand auf dem Blech verteilen und diese im Anschluss für 12 Minuten backen. Vor dem Verzehr abkühlen lassen.

103. Ravioli Plätzchen

Vorbereitungszeit: 30 Minuten

Fertig in: 42 Minuten

Backzeit: 12 Minuten

Zutaten:

- 500 g Mehl
- 300 g Butter
- 250 g Marmelade
- 120 g Zucker
- 2 Eier
- 1 Zitrone

- 2 Packung Vanillezucker
- 15 Tropfen Bittermandelaroma
- 2 Msp. Backpulver
- 2 Prisen Salz
- Puderzucker

Zubereitung:

1.) In eine Schüssel Vanillezucker, Zucker, Eier und Butter füllen. Die Masse wird cremig gerührt und anschließend werden noch Zitronenschale und Mandelaroma hinzu gegeben. Es folgen Salz, Backpulver und Mehl, sodass jetzt der Masse zu einem Teig geknetet werden kann.

2.) Der Teig wird in Alufolie verpackt und kann so für eine halbe Stunde im Kühlschrank ruhen.

3.) Danach wird er auf einer bemehlten Fläche gut ausgerollt und wobei eine kleine Espressotasse oder ein kleines Glas als runde Form genutzt werden kann.

4.) Anschließend kommt auf die eine Hälfte der Plätzchen in der Mitte ein Klecks Marmelade. Die andere Hälfte wird in der Mitte mit einem + eingeschnitten. Plätzchen mit einem + werden auf die Plätzchen mit der Marmelade gelegt. Nun wird der Rand am besten mit einer Gabel kräftig zusammen gedrückt, dass die typische Ravioliform entsteht.

5.) Nun wird ein Backblech mit einem Backpapier belegt und der Backofen auf 180 °C vorgeheizt. Das Backblech muss nun für 12 Minuten in den Backofen. Nach dem Backen müssen die Plätzchen gut abkühlen und dann werden sie mit Puderzucker bestreut. So können sie dann auch direkt serviert werden.

Vorbereitungszeit: 60 Minuten
Backzeit: 8 Minuten

Fertig in: 68 Minuten

Zutaten:

Teig:

- 500 g Mehl
- 325 g Butter
- 175 g Zucker
- 3 Eier
- 1 Packung Vanillezucker
- 1 Packung Backpulver
- 1 Prise Salz
- Zitronenabrieb
- Mehl

Füllung:

- 300 g Aprikosenmarmelade
- 1 Rumaroma
- 2 EL Wasser

Guss:

- 175 g Puderzucker
- 1 Rumaroma
- 2 EL Wasser

Zubereitung:

1.) Den Vanillezucker zusammen mit dem Zucker und der Butter verrühren bis eine schaumige Masse entsteht.

2.) Anschließend werden einzeln die Eier hinzu gegeben. Alles verrühren bis ein lockerer Teig entsteht. Jetzt fehlt noch die Zitronenschale im Teig.

3.) Nun werden Backpulver und Mehl gesiebt und mit dem Salz gemischt. Die Mischung wird zum Teig gegeben.

4.) Der Teig kann jetzt verknetet werden und zum besseren Verarbeitungen sollte er noch für eine halbe Stunde im Kühlschrank ruhen.

5.) Auf einer bemehlten Arbeitsfläche kann er jetzt ausgerollt werden. Nun kann das Ausstechen beginnen und hier können Formen ganz nach Wunsch verwendet werden.

6.) Der Backofen wird auf 180 °C vorgeheizt und die ausgestochenen Plätzchen werden auf ein Backblech mit einem Backpapier gelegt. So kommen sie für maximal 8 Minuten in den Backofen.

7.) Jetzt wird der Guss aus Wasser, Rumaroma und Puderzucker zubereitet. Die fertigen Plätzchen müssen auskühlen und sie werden dann auf einer Seite mit dem Guss bestrichen. Wenn sie danach getrocknet sind, sind sie schon verzehrfertig.

105. Sandgebäck

Vorbereitungszeit: 90 Minuten

Backzeit: 12 Minuten

Fertig in: 102 Minuten

Zutaten:

Teig:
- 300 g Mehl
- 200 g Butter
- 100 g Zucker
- 1 Pck. Vanillezucker
- 1 EL Rum
- 2 TL Backpulver

Guss:
- 250 g Puderzucker
- 50 g Kakao
- 30 g Butter
- 4 EL Milch

Zubereitung:

1.) Die Butter mit einem Löffel zu Flocken zerkleinern. Diese in eine Schüssel geben und leicht schaumig schlagen. Im Anschluss Zucker, Vanillezucker und Rum einrühren. Die übrigen Zutaten für den Teig einrühren und mit einem Handrührgerät vermengen.

2.) Die Arbeitsfläche mit Mehl bestreuen und den Teig nochmals mit den Händen durchkneten. Mit den Händen zu Rollen formen und in Frischhaltefolie einwickeln. Für 60 Minuten im Kühlschrank lagern.

3.) Ein Backblech mit Backpapier auslegen und die Kekse in dünnen Scheiben abschneiden. Auf dem Backblech mit ausreichend Abstand zueinander verteilen.

4.) Den Backofen auf 175 °C vorheizen und die Kekse darin für 15 Minuten backen. Im Anschluss abkühlen lassen.

5.) Die Zutaten für den Guss im Wasserbad erhitzen und durch Rühren zu einer gleichmäßigen Masse machen. Die Plätzchen entweder zur Hälfte oder mit einer Seite in den flüssigen Guss tauchen. Erst servieren, wenn die Masse auf den Plätzchen komplett getrocknet ist.

106. Saure Sahne Plätzchen

Vorbereitungszeit: 150 Minuten
Backzeit: 15 Minuten

Fertig in: 165 Minuten

Zutaten:

- 400 g Mehl
- 300 g Butter
- 3 EL saure Sahne

- 1 Ei
- 1 Prise Salz
- Hagelzucker

Zubereitung:

1.) Die Butter mit einem Löffel in kleine Flocken zerteilen.
2.) Eine Schüssel bereitstellen und darin zuerst die Butterflocken, die saure Sahne und das Salz zuerst mit dem Handrührgerät schaumig rühren. Im Anschluss portionsweise das Mehl hinzufügen und langsam zu einem glatten Teig verarbeiten.
3.) Den Teig in Frischhaltefolie einwickeln und 2 Stunden im Kühlschrank lagern.
4.) Nach der Ruhezeit den Teig auf der bemehlten Arbeitsfläche dünn ausrollen und mit Hilfe von Förmchen ausstechen. So oft wiederholen bis der gesamte Teig aufgebraucht wurde.
5.) Den Ofen auf 190 °C vorheizen. Ein Backblech mit Backpapier auslegen. Die Plätzchen hierauf mit etwas Abstand zueinander platzieren. Das Ei aufschlagen und verquirlen. Mit einem Pinsel die obere Seite der Plätzchen mit dem verquirlten Ei bestreichen und den Hagelzucker darauf verteilen.
6.) Die Plätzchen für ca. 15 Minuten im Ofen backen. Nach der Backzeit aus dem Ofen nehmen und vor dem Verzehr komplett abkühlen lassen.

107. Schmandherzen mit Himbeerfüllung

Vorbereitungszeit: 150 Minuten
Backzeit: 12 Minuten

Fertig in: 162 Minuten

Zutaten:

- 600 g Mehl
- 400 g weiche Butter
- 300 g Himbeergelee
- 120 g brauner Zucker

- 10 EL Schmand
- 2 EL Zitronenschale
- 2 Prisen Salz
- Puderzucker

Zubereitung:

1.) Die Zutaten bereitlegen und in eine Schüssel Salz, Zitronenschale, Zucker und Butter geben. Danach alles schaumig rühren. Jetzt wird in kleinen Mengen immer wieder das Mehl hinzu gegeben zusammen mit dem Schmand. Alle Zutaten werden kräftig zu einem Teig geknetet. Dieser muss nun gut eingewickelt, am besten in Alufolie, für 2 Stunden in den Kühlschrank gelegt.
2.) Bevor der Teig anschließend ausgerollt wird, kann schon der Backofen auf 180 °C vorgeheizt werden. Jetzt kann eine kleine Herzform zum Ausstechen der Plätzchen verwendet werden. Die fertigen Plätzchen werden direkt auf ein Backblech mit Backpapier gelegt. Hier wird mit dem Stiel eines Holzlöffels in der Mitte des Herzens eine Vertiefung gemacht. Nur die Hälfte der Plätzchen muss so behandelt werden.
3.) Die Plätzchen werden anschließend für 12 Minuten in den Backofen gegeben und fertig gebacken. Danach die Herzen auskühlen lassen. Die Plätzchen ohne Vertiefung werden nun mit dem Himbeergelee bestrichen. Danach werden die Herze mit Vertiefung mit Puderzucker bestreut und auf die anderen Plätzchen gelegt.

110

108. Schmalznüsse

Vorbereitungszeit: 45 Minuten   *Fertig in: 55 Minuten*
Backzeit: 10 Minuten

Zutaten:

- 600 g Mehl
- 450 g Mehl
- 325 g Schweineschmalz

- 200 g Zucker
- 1 TL Hirschhornsalz
- 2 EL Kakaopulver

Zubereitung:

1.) Einen Topf auf dem Herd bereitstellen. Den Schmalz darin bei mittlerer Hitze langsam unter rühren schmelzen lassen.

2.) Danach zuerst den Zucker und dann die übrigen Zutaten hinzufügen und alles zu einer Masse ohne Klumpen vermengen. Während des Kochens konstant weiterrühren.

3.) Den Topf vom Herd nehmen und so lange auskühlen lassen bis diese formbar wird.

4.) Den Ofen auf 180 °C vorheizen. Ein Backblech mit Backpapier auslegen.

5.) Mit den Händen kleine Kugeln formen und diese mit etwas Abstand auf dem Backblech verteilen. Leicht andrücken damit die Kugeln nicht zusammenkleben können.

6.) Die Plätzchen für 10 Minuten backen. Vor dem Verzehr komplett abkühlen lassen.

109. Schoko-Baiser-Plätzchen

Vorbereitungszeit: 30 Minuten
Backzeit: 40 Minuten

Fertig in: 70 Minuten

Zutaten:

- 200 g Zucker
- 160 g Puderzucker
- 100 g Kakao
- 8 Eiweiß

- 2 Packungen Vanillezucker
- 2 TL Zimtpulver
- 1 Prise Salz

Tipp:

Anstatt der Kakaomasse können auch Lebensmittelfarben verwendet werden, um Baiser in unterschiedlichen Farben zu erhalten.

Zubereitung:

1.) Eine Schüssel bereitstellen und darin das Kakaopulver, den Vanillezucker sowie den Puderzucker gemeinsam mit dem Zimt vermengen.

2.) In zwei weiteren Schüsseln das Eigelb und das Eiweiß trennen. Hierbei besonders darauf achten, dass das Eiweiß nicht mit dem Eigelb in Kontakt kommt. Ist dies der Fall besser noch einmal von vorne anfangen, damit das Rezept auch gelingt.

3.) Dem Eiweiß eine kleine Prise Salz hinzufügen und mit einem Handrührgerät zu Eischnee schlagen. Den Zucker in kleinen Portionen hinzufügen und konstant weiterrühren.

4.) Im Anschluss die vorbereitete Kakaomischung ebenfalls in kleinen Portionen hinzufügen. Mit einem Kochlöffel unterheben, jedoch so wenig wie möglich rühren, um die Luftblasen im Eischnee zu erhalten.

5.) Den Backofen auf 130 °C vorheizen. Ein Blech mit Backpapier auslegen und als Nächstes die Baisermasse in eine Spritztüte füllen. Mit dieser kleine Kleckse auf das Backblech spritzen. Dabei etwas Abstand zwischen den einzelnen Baiser lassen.

6.) Das vorbereitete Backblech in die mittlere Einschubleiste schieben und dort für 40 Minuten backen. Danach aus dem Ofen nehmen und vor dem Verzehr komplett auskühlen lassen.

110. Schokoladenbrot

Vorbereitungszeit: 20 Minuten   *Fertig in: 40 Minuten*
Backzeit: 20 Minuten

Zutaten:

- 200 g Zucker
- 400 g Butter
- 400 g Zucker
- 400 g geriebene Zartbitterschokolade

- 400 g gemahlene Mandeln
- 175 g Mehl
- 10 Eier

Zubereitung:

1.) Die Butter mit einem Löffel in kleine Flocken zerteilen.
2.) Eine Schüssel bereitstellen und darin die Butter mit dem Zucker schaumig schlagen. Danach zuerst die Eier und im Anschluss die übrigen Zutaten hinzufügen und mit dem Handrührgerät zu einem Teig vermengen.
3.) Ein tiefes Backblech mit etwas Butter einfetten und den Teig darauf mit einem Messer glatt verstreichen.
4.) Den Backofen auf 160 °C vorheizen und für etwa 15 bis 20 Minuten backen. Die Plätzchen sind fertig, wenn der Teig zwar locker aber nicht mehr flüssig ist. Dies ist am leichtesten mit dem Stäbchentest zu überprüfen Bleibt Teig am Stab haften muss die Backzeit noch verlängert werden.
5.) Die Teigplatte komplett abkühlen lassen und vor dem Servieren mit einem Messer in Stücke oder auch geometrische Formen wie Rauten schneiden.

111. Schokoladenhörnchen

Vorbereitungszeit: 210 Minuten
Backzeit: 10 Minuten

Fertig in: 220 Minuten

Zutaten:

- 500 g Mehl
- 400 g Butter
- 200 g Zucker
- 125 g Kakao

- 2 Vanilleschoten
- 2 Eigelb
- 1 Packung gehackte Pistazien
- Kuvertüre

Zubereitung:

1.) Die Butter mit einem Löffel in kleine Flocken zerteilen. Die Vanilleschoten halbieren und mit einem Messer das Mark auskratzen.

2.) Eine Schüssel bereitstellen und darin zuerst Mehl, Zucker, Kakaopulver und Vanillemark vermischen. Die Butterflocken und Eigelb hinzufügen. Mit einem Handrührgerät alle Zutaten zu einem glatten Teig vermengen.

3.) Den Teig auf einer mit Mehl bestreuten Arbeitsfläche noch einmal mit den Händen durchkneten. Zu einer großen Rolle formen. Diese in Frischhaltefolie einwickeln und für 3 Stunden im Kühlschrank lagern.

4.) Den Teig nach der Ruhezeit Scheiben schneiden. Diese ausrollen und zu Hörnchen formen.

5.) Den Ofen auf 170 °C vorheizen. Ein Backblech mit Backpapier auslegen. Die Hörnchen darauf mit etwas Abstand zueinander platzieren und für 10 Minuten backen.

6.) In der Zwischenzeit die Kuvertüre im Wasserbad schmelzen. Sofort nach der Backzeit mit der flüssigen Kuvertüren bestreichen und im Anschluss mit den Pistazien bestreuen. Vor den Verzehr komplett trocknen lassen.

112. Schokoladenkekse

Vorbereitungszeit: 30 Minuten
Backzeit: 15 Minuten

Fertig in: 45 Minuten

Zutaten:

- 300 g Speisestärke
- 300 g Butter oder Margarine, kalt
- 125 g Puderzucker
- 100 g Mehl

- 40 g Kakaopulver
- 1 Packung Vanillezucker
- Mehl
- Puderzucker

Zubereitung:

1.) Die Butter mit einem Löffel zu Flocken zerkleinern und mit den übrigen Zutaten in eine Schüssel geben und zu einem Teig vermengen.
2.) Etwas Mehl auf der Arbeitsfläche verteilen und dort den Teig nochmals mit den Händen durchkneten. Kurz ruhen lassen.
3.) In der Zwischenzeit den Backofen auf 180 °C vorheizen. Ein Blech mit Backpapier auslegen oder alternativ einfetten.
4.) Mit den Händen aus dem Teig kleine Kugeln formen und auf das Blech legen. Für 15 Minuten backen. Etwa abkühlen lassen und vor dem Verzehr mit Puderzucker bestreuen.

113. Schoko-Orangen-Stangen

Vorbereitungszeit: 45 Minuten

Fertig in: 60 Minuten

Backzeit: 15 Minuten

Zutaten:

- 500 g Mehl
- 250 g Butter
- 200 g Zucker
- 200 g Raspelschokolade
- 200 g Vollmilchkuvertüre
- 2 Eier

- 2 EL gehackte Pistazien
- 2 EL Orangensaft
- 2 TL Orangenschale
- 1 TL Backpulver
- 1 Prise Salz

Zubereitung:

1.) Die bereitliegenden Zutaten wie Pistazien, Salz, Zucker, Backpulver und Mehl werden in eine Schüssel gegeben und miteinander vermengt.

2.) Dazu werden Orangensaft, Orangenschale und Schokolade hinzugefügt und zu einer Masse verarbeitet.

3.) Jetzt noch die Eier hinzugeben und die Butter in Flocken auf der Teigmasse verteilen. Nun wird die Teigmasse so verknetet, dass einer glatter Teig entstehen wird.

4.) Nun wird der Backofen vorgewärmt, wobei auf Umluft und 180 °C eingestellt werden muss. Der Teig sollte in dieser Zeit in Alufolie eingerollt im Kühlschrank für eine halbe Stunde ruhen.

5.) Danach wird der Teig zu Stäbchen mit einer Länge von 5 cm gerollt oder zu gleichen Teilen zu kleinen Kugeln. Alles auf einem Backblech verteilt für 15 Minuten in den Backofen geben.

6.) Jetzt die Kekse mit Kuvertüre verzieren. Hierfür wird die Kuvertüre vorsichtig geschmolzen und die Plätzchen können darin eingetaucht werden. Nur noch trocknen lassen und ein süßer Genuss wartet auf den Bäcker.

114. Schokoplätzchen

Vorbereitungszeit: 20 Minuten
Backzeit: 10 Minuten

Fertig in: 30 Minuten

Zutaten:

- 300 g Schokolade, dunkel, geraspelt
- 300 g Zucker
- 300 g Mehl

- 150 g Butter
- 6 Eigelb
- 2 Packung Vanillezucker
- 1 Msp. Backpulver

Zubereitung:

1.) Die Butter mit einem Löffel in kleine Flocken zerkleinern. Gemeinsam mit dem Zucker und Vanillezucker in eine Schüssel geben und mit einem Schneebesen leicht schaumig schlagen.

2.) Im Anschluss die Eigelbe einzeln hinzufügen und weiterrühren. Als letztes alle übrigen Zutaten hinzufügen und zu einem Teig verarbeiten.

3.) Ein Backblech mit Backpapier auslegen und mit der Hilfe von zwei Löffeln die Teigmasse darauf zu kleinen Klecksen formen. In dem auf 200 °C vorgeheizten Ofen für ca. 10 Minuten backen. Die Kekse schmecken sowohl warm als auch kalt.

115. Schokoprinten

Vorbereitungszeit: 30 Minuten

Backzeit: 10 Minuten

Fertig in: 40 Minuten

Zutaten:

- 600 g Mehl
- 300 g Ahornsirup
- 200 g Krümmelkandis
- 200 g Mandeln
- 150 g Zucker (braun)
- 100 g Butter
- 2 Zitronen
- 2 Eier
- 2 Eigelbe
- 2 Packungen Backpulver

- 2 EL Kakaopulver
- 1 TL Zimt
- 2 TL Krümmelkandis
- 2 Prise Anis
- 2 Prise Kardamom
- 2 Prise Muskatblüte
- 2 Prise Nelken

Zubereitung:

1.) Einen Topf auf dem Herd platzieren und darin die Butter gemeinsam mit Zucker sowie dem Sirup bei mittlerer Hitze schmelzen. Das Rühren nicht vergessen, damit die Masse nicht anbrennt. Kurz abkühlen lassen und dann in eine Schüssel füllen.

2.) In der Zwischenzeit die Zitronen waschen und die Schale dünn abreiben. Diese ebenso wie Eier, Kakaopulver, Zimt, Kardamom, Muskatblüte und Nelken der Schüssel hinzufügen und kurz vermengen. Im Anschluss Mehl und Backpulver hinzugeben und alles zu einem Teig vermengen.

3.) Die Mandeln grob hacken und zusammen mit dem Krümmelkandis unterheben.

4.) Ein Backblech mit Backpapier auslegen und den Teig darauf ausrollen. Den Backofen auf 180°C vorheizen.

5.) Das Eigelb, 1 EL lauwarmes Wasser und den übrigen Krümmelkandis in einer Schüssel vermengen. Den Teig damit dünn bestreichen und im Anschluss für 10 Minuten backen. Abkühlen lassen und vor dem Servieren in dünne Rechtecke schneiden.

116. Schoko-Schnuppen

Vorbereitungszeit: 140 Minuten
Backzeit: 10 Minuten

Fertig in: 150 Minuten

Zutaten:

Für den Teig:

- 500 g Weizenmehl
- 250 g Butter
- 150 g Zucker
- 3 Packungen Vanillezucker
- 3 EL Kakao

- 2 EL frischer Schmand
- 1 Prise Jodsalz
- Orangenschale

Für die Verzierung:

- 175 g frischer Schmand
- 2 Päckchen Vanillezucker
- 3 EL Orangensaft
- essbare Perlen

Zubereitung:

1.) Eine Schüssel bereitstellen und darin Vanillezucker, Zucker, Salz und Butter zu einer cremigen Masse aufschlagen.

2.) Dazu kommen Orangenschale, Schmand, Kakao und Mehl, sodass die Masse nun kräftig geknetet werden muss.

3.) Den glatten Teig in eine Kugel verwandeln und in Alufolie einpacken.

4.) Die Kugel nun für zwei Stunden im Kühlschrank aufbewahren.

5.) Auf einer bemehlten Fläche wird die Kugel nun ausgerollt und dies in einen Teig mit einer Dicke von einem cm. Nun die Sternchenform nehmen und so viele Plätzchen wie möglich ausstechen.

6.) Während die Plätzchen auf einem Backblech platziert werden, kann der Backofen auf 180 °C vorgewärmt werden.

7.) Das Backblech nun für max. 10 Minuten in den Backofen geben.

8.) Danach werden die Zutaten Vanillezucker, Orangensaft und Schmand zu einer Masse verrührt. Diese wird auf den fertig gebackenen Sternplätzchen mit einem Pinsel verteilt und wer will, kann als Verzierung darauf die essbaren Perlen verteilen.

9.) Auf jedem Weihnachtsteller ein Highlight.

117. Schokotröpfchen Plätzchen

Vorbereitungszeit: 20 Minuten
Backzeit: 12 Minuten

Fertig in: 32 Minuten

Zutaten:

- 360 g Mehl
- 300 g Butter
- 200 g Zucker
- 200 g brauner Zucker
- 200 g gehackte Haselnüsse
- 2 Eier
- 2 Fläschchen Butter-Vanille-Aroma

- 1 Packung Vollmilch Schokotröpfchen
- 1 Packung weiße Schokotröpfchen
- 1 TL Backpulver
- 2 Prisen Salz

Zubereitung:

1.) Die Butter mit einem Löffel in kleine Flocken zerteilen.

2.) In einer Schüssel Mehl, Zucker, brauner Zucker, gehackte Haselnüsse, Backpulver und Salz gut miteinander vermischen. Die Butter sowie die Eier und das Vanillearoma hinzufügen. Mit einem Handrührgerät vermengen.

3.) Das Handrührgerät zur Seite legen und zwei Sorten Schokotropfen mit einem Kochlöffel einarbeiten.

4.) Den Ofen auf 175 °C vorheizen. Ein Backblech mit Backpapier auslegen. Mit Hilfe von zwei Löffeln den Teig auf dem Blech verteilen. Die Kleckse mit ausreichend Abstand auf dem Blech platzieren damit die einzelnen Plätzchen nicht zusammenkleben.

5.) Für 12 Minuten backen und vor dem Verzehr komplett abkühlen lassen.

118. Schneeflocken

Vorbereitungszeit: 100 Minuten
Backzeit: 10 Minuten

Fertig in: 110 Minuten

Zutaten:

- 300 g Butter
- 300 g Speisestärke
- 150 g Mehl
- 125 g Puderzucker

- 5 TL Vanille-Aroma
- 125 g Puderzucker zum Bestäuben

Zubereitung:

1.) Die Butter mit einem Löffel zu Flöckchen zerteilen. Danach gemeinsam mit dem Puderzucker in eine Schüssel geben und mit einem Schneebesen schaumig schlagen.

2.) Die Vanilleschote halbieren und mit einem Messer das Mark auslösen. Mit den übrigen Zutaten dem Inhalt der Schüssel hinzu-fügen und alles zu einem glatten Teig ohne Klumpen zerkleinern.

3.) Den Teig anschließend auf einer bemehlten Oberfläche noch ein-mal mit den Händen kneten und mit Frischhaltefolie umwickelt für mindestens 60 Minuten im Kühlschrank lagern.

4.) Den Backofen auf 180 °C vorheizen sowie ein Backblech mit Back-papier auslegen. Den Teig ausrollen und mit einer Form Kekse in der Form von Schneeflocken ausstechen. Diese für 10 Minuten backen.

5.) Im Anschluss zuerst abkühlen lassen und dann mit dem Puderzucker bestreuen, um die Optik einer echten Schneeflocke noch besser zu imitieren.

119. Schwäbische Butterle

Vorbereitungszeit: 30 Minuten   *Fertig in: 40 Minuten*
Backzeit: 10 Minuten

Zutaten:

- 300 g Butter
- 500 g Mehl
- 325 g Butter

- 200 g Zucker
- 7 Eigelb
- Hagelzucker

Zubereitung:

1.) Die Butter mit einem Löffel in Flocken zerkleinern und bei Zimmertemperatur weich werden lassen.
2.) Eine Schüssel bereitstellen und darin Mehl und Zucker vermengen. Zusammen mit den weichen Butterflocken und 6 Eigelbe zu einem glatten Teig vermengen.
3.) Die Teigmasse in einen Spritzbeutel füllen. Ein Backblech mit Backpapier auslegen und die Plätzchen darin in Form von Buchstaben oder auch anderen Formen wie Herzen herstellen.
4.) Den Ofen auf 175 °C vorheizen. Das Eigelb verquirlen und die Plätzchen damit bestreichen. Den Hagelzucker darauf verteilen.
5.) Für 10 Minuten backen und vor dem Verzehr komplett abkühlen lassen.

120. Schwäbische Springerle

Vorbereitungszeit: 90 Minuten

Backzeit: 40 Minuten

Fertig in: 130 Minuten

Zutaten:

- 400 g feines Mehl
- 400 g Zucker
- 3 Eier
- 1 Prise Hirschhornsalz

- Zitronenschale
- Butter
- Anis

Zubereitung:

1.) Die Zutaten für die Springerle in eine Schüssel geben oder auf der Arbeitsfläche zu einem glatten Teig verarbeiten.

2.) Den Teig zu einer Kugel formen und für eine halbe Stunde im Kühlschrank ruhen lassen.

3.) Jetzt die Springerle Formen nehmen und den Teig solange ausstechen, bis der ganze Teig verbraucht wurde.

4.) Die Springerle auf ein Backblech mit Backpapier legen und auf jedes Plätzchen ein wenig Anis streuen.

5.) Nun die Plätzchen über Nacht trocknen lassen und am nächsten Tag werden sie mit Zuckerwasser bepinselt und weiter verarbeitet.

6.) Der Backofen wird auf 150 °C erhitzt und Backzeit beträgt 40 Minuten. Hierbei gilt, dass die Backofentür in der ersten Hälfte der Zeit ein wenig geöffnet bleiben muss. Nach dem Backen gut abkühlen und dann servieren.

121. Schwarz-Weiß-Gebäck

Vorbereitungszeit: 85 Minuten
Backzeit: 15 Minuten

Fertig in: 100 Minuten

Zutaten:

- 500 g Mehl
- 300 g Butter
- 150 g Puderzucker

- 2 Eier
- 1 EL Kakaopulver

Zubereitung:

1.) Alle Zutaten bis auf das Kakaopulver in eine Schüssel geben und dort zu einem Teig vermengen.

2.) Den fertigen Teig auf zwei Portionen aufteilen und einer das Kakaopulver beifügen und mit dem Händen so lange vermengen bis der komplette Kakao aufgenommen wurde.

3.) Je nach gewünschter Form den Teig entweder marmorieren oder wie in einem Schachbrett anordnen. Den so dekorierten Teig in eine Frischhaltefolie einwickeln und für mindestens 60 Minuten im Kühlschrank lagern.

4.) Ein Blech mit Backpapier auslegen und den gekühlten Plätzchenteig in etwa 1,5 cm dicke Scheiben schneiden. Diese auf dem Blech verteilen und im Ofen bei 175 °C für mindestens 15 Minuten backen. Die Kekse schmecken sowohl warm als auch abgekühlt.

122. Schweineöhrchen

Vorbereitungszeit: 100 Minuten
Backzeit: 15 Minuten

Fertig in: 115 Minuten

Zutaten:

- 400 g fertiger Blätterteig
- 4 EL Zucker

Für die Zitronencreme:

- 200 g Sahne
- 1 Vanilleschote
- 3 EL Zitronensaft

- 2 EL Zucker
- 1 Blatt Gelatine

Zubereitung:

1.) Den Blätterteig auf einer bemehlten Arbeitsfläche dünn ausrollen. Hieraus Quadrate, Rauten oder auch andere Formen ausschneiden. Zucker auf einem flachen Teller verteilen und jeweils die Oberseite der Plätzchen in den Zucker drücken.

2.) Den Ofen auf 200 °C vorheizen. Ein Backblech mit Backpapier auslegen. Die Schweineohren darauf mit der gezuckerten Seite nach oben legen. Für 15 Minuten im Ofen backen.

3.) In der Zwischenzeit die Zitronencreme zubereiten. Hierfür zuerst die Gelatine in einer kleinen Schüssel mit etwas Wasser bedecken und vollständig einweichen lassen.

4.) Die Vanilleschote halbieren und mit einem Messer vorsichtig das Mark aus den beiden Hälften auslösen.

5.) Die Sahne gemeinsam mit Zucker und Vanillemark mit Hilfe eines Handrührgerätes steif schlagen.

6.) Den Zitronensaft erhitzen und die Gelatine darin auflösen. Diese Mischung zur Sahne hinzufügen. Die Masse in einen Spritzbeutel füllen und für 60 Minuten im Kühlschrank lagern. Das Ende des Beutels am besten mit einem Küchenband verschließen.

7.) In dieser Zeit die Schweineohren abkühlen lassen und danach 50 % der Plätzchen mit einer dünnen Schicht der Creme bedecken. Die übrigen Hälften zum Verschließen benutzen. Kurz andrücken damit die zwei Plätzchen wirklich fest aneinander haften. Zeitnah verzehren.

123. Seezunge

Vorbereitungszeit: 30 Minuten
Backzeit: 10 Minuten

Fertig in: 40 Minuten

Zutaten:

Teig:
- 400 g Mehl
- 125 g Zucker
- 125 g Margarine
- 2 Eier
- 2 TL Hirschhornsalz

Fürs Blech:
- 100 g Mehl
- 250 g Zucker

Creme:
- 200 g Butter
- 1 Packung Vanillepuddingpulver
- 400 ml Wasser
- 2 EL Puderzucker

Zubereitung:

1.) Das Hirschhornsalz in einer Schüssel mit etwa 250 ml Wasser auflösen.

2.) Die Margarine mit einem Löffel zu Flocken zerkleinern. Eine Schüssel bereitstellen und darin zuerst Mehl und Zucker miteinander vermischen. Eier und Margarine hinzufügen und mit einem Handrührgerät vermengen. Das ausgelöste Hirschhornsalz hinzufügen und ebenfalls in den Teig einarbeiten.

3.) Die Arbeitsfläche mit etwas Mehl bestäuben und den Teig darauf dünn ausrollen. Mit Hilfe einer runden Ausstechform Kreise ausstechen. Diese nochmals dünn ausrollen und den Zucker auf die Arbeitsfläche. Den runden Teig darauf mit den Händen vorsichtig zusammenrollen.

4.) Den Ofen auf 185 °C vorheizen. Ein Backblech mit Backpapier auslegen. Die Rollen darauf verteilen für ungefähr 10 Minuten backen. Danach abkühlen lassen.

5.) In der Zwischenzeit die Creme zubereiten. Hierfür die Tüte mit dem Puddingpulver wie auf der Verpackung angegeben zubereiten. Den Topf auf dem Herd belassen und portionsweise die Butter einarbeiten.

6.) Die Creme mit einer Spritztube in die Rollen einfüllen und zeitnah verzehren.

124. Shortbread

Vorbereitungszeit: 85 Minuten
Backzeit: 10 Minuten

Fertig in: 95 Minuten

Zutaten:

- 500 g Mehl
- 360 g gesalzene Butter

- 325 g brauner Zucker

Tipp:

Für eine würzigere Note kann den Plätzchen auch 100 g kandierter Ingwer beigefügt werden.

Zubereitung:

1.) Die Butter mit der Hilfe eines Löffels in kleine Flocken zerteilen. Bei Zimmertemperatur langsam wärmer werden lassen.
2.) Eine Schüssel bereitstellen. Darin zuerst das Mehl und den braunen Zucker miteinander vermengen. Die Butterflocken hinzufügen und mit einem Handrührgerät zu einem Teig kneten.
3.) Etwas Mehl auf die Arbeitsfläche streuen und den Teig dort nochmals mit den Händen durchkneten. Danach den Teig in Frischhaltefolie einwickeln und für 60 Minuten im Kühlschrank lagern.
4.) Nach der Ruhephase den Teig zu einer Rolle formen. Diese Rolle in Scheiben schneiden.
5.) Den Ofen auf 175 °C vorheizen. Ein Backblech mit Backpapier auslegen. Die runden Plätzchen darauf verteilen. Zwischen den Plätzchen einen ausreichenden Platz lassen, damit diese nicht zusammenkleben.
6.) Für 20 Minuten im Ofen backen und vor dem Verzehr vollständig abkühlen lassen.

125. Sirup Plätzchen

Vorbereitungszeit: 150 Minuten   *Fertig in: 160 Minuten*

Backzeit: 10 Minuten

Zutaten:

- 500 g Mehl
- 250 g Zucker
- 180 g Sirup
- 180 g Butter
- 60 g gemahlene Mandeln

- 35 g Zitronat
- 35 g Orangeat
- 5 g Pottasche
- 60 ml saure Sahne
- 1 Zitrone

Zubereitung:

1.) Einen Topf auf dem Herd bereitstellen. Darin den Sirup bei mittlerer Hitze unter rühren erhitzen. Den Zucker hinzufügen und so lange erwärmen bis sich der Zucker komplett aufgelöst hat. In der Zwischenzeit die Pottasche mit etwas Wasser auflösen und ebenfalls in den Topf geben. Das Umrühren nicht vergessen. Den Topf danach vom Herd nehmen.

2.) Die Butter mit einem Löffel in Flocken zerkleinern und in einer Schüssel geben. Mit einem Handrührgerät schaumig schlagen. Die Schale der Zitrone abreiben und die Zitrone danach halbieren und den Saft auspressen. Diese gemeinsam mit dem Sirupmix der Butter hinzufügen.

3.) Die übrigen Zutaten gemeinsam in die Schüssel geben und zu einem glatten Teig vermengen. Den Teig zudecken und im Kühlschrank für zwei Stunden ruhen lassen.

4.) Nach der Ruhezeit den Teig auf einer bemehlten Arbeitsfläche dünn ausrollen. Mit Förmchen Plätzchen ausstechen und diesen Arbeitsschritt so lange wiederholen bis der gesamte Teig aufgebraucht ist.

5.) Den Ofen auf 180 °C vorheizen. Ein Backblech mit Backpapier auslegen. Die Plätzchen mit etwas Abstand dazwischen auf das Blech legen.

6.) Für 10 Minuten backen und vor dem Verzehr abkühlen lassen.

126. Spekulatius

Vorbereitungszeit: 25 Minuten
Backzeit: 10 Minuten

Fertig in: 35 Minuten

Zutaten:

- 500 g Mehl
- 250 g Zucker
- 175 g Butter
- 175 g Margarine
- 175 g Schmalz
- 75 g gehobelte Mandeln
- 100 ml Milch
- 3 Eier

- 2 Packungen Backpulver
- 1 Packung Vanillezucker
- 1 TL gemahlener Zimt
- gemahlene Nelke
- gemahlene Macisblüte
- geriebene Muskatnuss

Zubereitung:

1.) Die gehobelten Mandeln beiseite legen und die gesamten übrigen Zutaten in eine Schüssel geben. Nelke, Macisblüte und Muskatnuss je nach Geschmack hinzufügen. Alle Zutaten mit einem Handrührgerät oder einer Küchenmaschine zu einem glatten Teig vermengen.

2.) Die Mandeln hinzufügen und mit einem Küchenlöffel einarbeiten. Die Teigmasse auf der mit Mehl benetzten Arbeitsfläche dünn ausrollen und mit Förmchen oder einem Messer die typische Spekulatiusform ausstechen.

3.) Die Spekulatius auf einem mit Backpapier ausgelegten Blech legen und bei 200 °C für etwa 10 Minuten backen. Vor dem Servieren zuerst abkühlen lassen.

127. Spekulatius Knusperchen

Vorbereitungszeit: 35 Minuten

Backzeit: 25 Minuten

Fertig in: 60 Minuten

Zutaten:

- 430 g weiße Kuvertüre
- 300 g Zucker
- 250 g Weizenmehl
- 250 g Pflanzenmargarine
- 150 g Walnüsse
- 150 g ganze Haselnüsse

- 4 Eier
- 2 Packungen Vanillezucker
- 4 TL Spekulatiusgewürz
- 1 Prise Jodsalz

Zubereitung:

1.) Man nehme 300 g Kuvertüre und die Margarine, damit sie über einem Wasserbad geschmolzen werden. Danach muss die Masse gut abkühlen.

2.) Jetzt werden Eier, Salz, Vanillezucker und Zucker zusammen schaumig verrührt.

3.) Dazu wird jetzt das Mehl in die Masse gesiebt und leicht unter verrührt.

4.) Außerdem kommen nun die gehackten Nüsse, das Spekulatiusgewürz und die Kuvertüremischung zum Teig und werden gut untergerührt.

5.) Nun wird ein Backblech mit einem Backpapier belegt und der Teig darauf verteilt. Inzwischen sollte auch der Backofen schon auf 170 °C vorgewärmt werden und nach einigen Minuten sollte das Backblech für maximal 25 Minuten im Backofen platziert werden.

6.) Nach der Backzeit sollte die Masse abkühlen und dann in kleine Rauten geschnitten werden.

7.) Mit der restlichen geschmolzenen Kuvertüre können die Rauten ganz nach Wunsch verziert werden. Hier kann der Bäcker seine kreative Seite zeigen und ein Plätzchen schaffen, dass jeden Gast beeindrucken wird.

128. Spitzbuben

Vorbereitungszeit: 60 Minuten
Backzeit: 10 Minuten

Fertig in: 70 Minuten

Zutaten:

- 500 g Mehl
- 300 g Margarine
- 250 g Marmelade
- 150 g Zucker

- 2 Eiweiß
- 3 TL Vanillezucker
- 1 Prise Salz

Zubereitung:

1.) Die Margarine mit einem Löffel in Flöckchen zerkleinern. Diese in einer Schüssel geben und mit einem Schneebesen leicht schaumig schlagen.
2.) Im Anschluss zuerst Zucker, Vanillezucker und die Prise Salz hinzufügen und alles miteinander vermengen. Danach ebenfalls das Mehl und die Eiweiße hinzufügen und zu einem Teig verarbeiten. Die Schüssel mit einem Handtuch oder Frischhaltefolie zudecken und für etwa 30 Minuten im Kühlschrank ruhen lassen.
3.) Den Teig nun ausrollen und mit der Hilfe von Förmchen oder einem Messer Plätzchen ausstechen. Gegebenenfalls wiederholen bis der gesamte Teig verarbeitet wurde. In der Mitte der Hälfte der Plätzchen ein Loch ausstechen.
4.) Den Ofen auf 175 °C vorheizen und die Plätzchen darin für ca. 10 Minuten backen.
5.) Im Anschluss die ganzen Plätzchen mit der Marmelade bestreichen und die Hälften mit dem Loch darauf setzen. Leicht andrücken und bei Bedarf mit Puderzucker bestreuen. Vor den Verzehr vollständig abkühlen lassen.

129. Spritzgebäck

Vorbereitungszeit: 30 Minuten
Backzeit: 12 Minuten

Fertig in: 42 Minuten

Zutaten:

- 500 g Mehl
- 550 g Margarine
- 200 g Puderzucker
- 150 g Speisestärke

- 3 Eiweiß
- 1 Päckchen Vanillezucker
- dunkle Kuvertüre
- 1 Prise Salz

Zubereitung:

1.) Die Margarine mit einem Löffel in Flocken zerkleinern. Diese in eine Schüssel geben und mit einem Schneebesen schaumig schlagen.

2.) Im nächsten Arbeitsschritt den Puderzucker, den Vanillezucker, die Eiweiß und die Prise Salz hinzufügen und ebenfalls gut vermengen. Im Anschluss auch das Mehl und die Speisestärke hinzugeben und alles mit einem Handrührgerät zu einem glatten Teig vermischen. Der Teig sollte später keine Mehlklümpchen mehr erhalten, da sich diese den Spritzbeutel verstopfen können.

3.) Ein Blech mit Backpapier auslegen und danach den Teig in den Spritzbeutel füllen. Den Teig mit sanftem Druck auf das Blech in die gewünschte Form spritzen.

4.) Den Ofen auf 175 °C vorheizen und darin die Plätzchen für etwa 12 Minuten backen. Die Plätzchen sollten die goldgelbe Farbe dabei nicht verlieren. Vor dem Verzehr abkühlen lassen.

5.) Für die Verzierung die Kuvertüre in einem Wasserbad schmelzen. Die abgekühlten Plätzchen entweder mit der Kuvertüre überziehen oder mit nur einer Ecke eintauchen, damit die Plätzchen später ohne Schokospuren an den Händen gegessen werden können.

130. Stracciatella Baiser

Vorbereitungszeit: 20 Minuten
Backzeit: 100 Minuten

Fertig in: 120 Minuten

Zutaten:

- 180 g Zucker
- 75 g Schokoraspeln
- 4 Eiweiß
- 2 Packungen Vanillezucker

- 5 EL Kakaopulver
- 2 EL Speisestärke
- 2 TL Zitronensaft
- 1 Prise Salz

Zubereitung:

1.) Eine Schüssel bereitstellen und das Eiweiß darin mit dem Zitronensaft und dem Salz zu Eischnee schlagen. Zucker, Vanillezucker und Speisestärke vermengen. Langsam zum Eischnee hinzufügen und weiter permanent rühren.

2.) Das Handrührgerät beiseitelegen und mit einem Kochlöffel die Schokoraspeln unterheben.

3.) Die Masse in eine Spritztüte füllen und auf ein mit Backpapier ausgelegtes Backblech spritzen.

4.) Den Ofen auf 100 °C vorheizen und das Baiser dort für 100 Minuten langsam trocknen.

5.) Vor dem Verzehr erst komplett abkühlen lassen.

131. Terrassenplätzchen

Vorbereitungszeit: 30 Minuten
Backzeit: 10 Minuten

Fertig in: 40 Minuten

Zutaten:

- 500 g Mehl
- 250 g Butter
- 180 g Johannisbeergelee
- 120 g Zucker

- 4 Eigelbe
- 2 Packungen Vanillezucker
- 2 EL Puderzucker
- 2 Prisen Salz

Zubereitung:

1.) Die Butter aus dem Kühlschrank nehmen und mit einem Löffel in kleine
2.) Eine Schüssel bereitstellen und darin Mehl, Zucker, Eigelb, Vanillezucker, Salz und die vorbereiteten Butterflocken zu einem glatten Teig vermengen. Mit einem Küchentuch oder Frischhaltefolie abdecken und im Kühlschrank für 90 Minuten lagern
3.) Den Teig ausrollen und mit der Hilfe von Förmchen ausstechen. So lange wiederholen bis der gesamte Teig aufgebraucht wurde. Ein Blech mit Backpapier auslegen und die Plätzchen darauf mit etwas Abstand platzieren.
4.) Den Ofen auf 175 °C vorheizen und die Plätzchen dort für 10 Minuten backen. Danach die Plätzchen abkühlen lassen.
5.) Das Gelee in einer dünnen Schicht auf den Plätzchen mit einem Messer verstreichen und mit dem Puderzucker bestreuen.

132. Teeschnitten

Vorbereitungszeit: 90 Minuten
Backzeit: 10 Minuten

Fertig in: 100 Minuten

Zutaten:

- 350 g Mehl
- 280 g Butter
- 240 g Zucker
- 60 g gehackte Nüsse

- 60 g Rosinen
- 2 Eigelb
- 1 Glas Marmelade

Zubereitung:

1.) Die Butter mit einem Löffel in kleine Flocken zerteilen.

2.) Eine Schüssel bereitstellen und darin zuerst Mehl, Butter, Zucker und Eigelb miteinander vermengen. Mit einem Kochlöffel die gehackten Nüsse und Rosinen unterheben.

3.) Den Teig mit Frischhaltefolie abdecken und für 60 Minuten im Kühlschrank lagern.

4.) Den Teig auf einer bemehlten Arbeitsfläche dünn ausrollen. Streifen schneiden die in der Form an einen Müsliriegel erinnern.

5.) Den Ofen auf 160 °C vorheizen. Ein Backblech mit Backpapier auslegen. Die Streifen darauf verteilen. Für 10 Minuten backen.

6.) Mit der Marmelade jeweils zwei Plätzchen zusammenkleben und mit den Fingern leicht andrücken, damit die Plätzchen zusammenhaften, aber nicht brechen.

133. Teufelsküsse

Vorbereitungszeit: 30 Minuten
Backzeit: 20 Minuten

Fertig in: 50 Minuten

Zutaten:

- 500 g Margarine
- 500 g Stärkemehl
- 200 g Puderzucker

- 200 g Schokoladentropfen
- 120 g Mehl
- Oblaten

Zubereitung:

1.) Das Mehl sieben und mit dem Stärkemehl mischen. Nun den Puderzucker und die Butter zu einer schaumigen Masse verrühren. In die Masse langsam das Mehl einfüllen und auch die Schokotropfen dazugeben und zu einem Teig verkneten.

2.) Jetzt werden aus dem Kugeln geformt. Diese auf ein Backblech mit Backpapier legen.

3.) Den Backofen auf 180 °C vorheizen und die Plätzchen für maximal 20 Minuten backen.

4.) Anschließend die Plätzchen ausbacken lassen und in der Zwischenzeit Schokolade im Wasserbad langsam schmelzen. Die Plätzchen damit überziehen und trocknen lassen.

134. Vanillekipferl

Vorbereitungszeit: 90 Minuten
Backzeit: 15 Minuten

Fertig in: 105 Minuten

Zutaten:

- 500 g Mehl
- 350 g Butter
- 250 g Zucker

- 180 g gemahlene Haselnüsse
- 3 Packungen Vanillezucker

Zubereitung:

1.) Mit einem Löffel die Butter zu kleinen Flocken formen. Im Anschluss mit Butter, Zucker, 1 Packung Vanillezucker und den gemahlenen Haselnüssen zu einem glatten Teig vermengen.

2.) Den Teig zu einer Rolle formen, mit Frischhaltefolie umwickeln und für eine Stunde im Kühlschrank kaltstellen.

3.) Danach den Plätzchenteig mit den Händen zu Kipferln formen. Diese auf ein mit Backpapier ausgelegtes Blech geben und bei 175 °C für 15 Minuten backen.

4.) Die Kipferl etwas abkühlen lassen. Mit dem restlichen Vanillezucker bestreuen und sowohl warm als auch abgekühlt genießen.

135. Vanille-Nougat-Herzen

Vorbereitungszeit: 40 Minuten
Backzeit: 8 Minuten

Fertig in: 48 Minuten

Zutaten:

- 300 g Butter
- 300 g Schokocreme
- 200 g Speisestärke
- 200 g Mehl
- 200 g Zucker

- 200 g Kuvertüre
- 4 Packungen Vanillepuddingpulver
- Krokant

Zubereitung:

1.) Die Butter mit einem Löffel in Flocken zerkleinern. In eine Schüssel geben, den Zucker hinzufügen und dort mit einem Schneebesen schaumig rühren. In kleinen Portionen Puddingpulver, Mehl und Speisestärke hinzufügen. Alles zu einem glatten Teig vermengen.

2.) Mehl auf eine Arbeitsfläche streuen und den Teig ausrollen. Herzen mit Hilfe einer Form ausstechen. So lange wiederholen bis der gesamte Teig aufgebraucht ist.

3.) Ein Blech mit Backpapier auslegen und die Herzen darauf legen. Für ungefähr acht Minuten in dem auf 200 °C vorgeheizten Backofen backen.

4.) Die Schokolade im Wasserbad schmelzen. Jeweils die Hälfte der Plätzchen mit der Creme bestreichen und die zweiten Hälfen aufsetzen. Die geschmolzene Schokolade auf den Plätzchen verteilen und den Krokant darauf verstreuen. Die Plätzchen erst essen, wenn die Schokolade vollständig getrocknet ist.

136. Vanilleplätzchen

Vorbereitungszeit: 30 Minuten　　　　*Fertig in: 42 Minuten*
Backzeit: 12 Minuten

Zutaten:

Teig:

- 250 g Weizenmehl
- 100 g Butter oder Margarine
- 80 g Zucker
- 2 Eier
- Packung Vanillezucker
- 2 Msp. Original Backpulver

Zum Verzieren:

- 2 Packungen Zuckerguss
- Back- und Speisefarbe

Zubereitung:

1.) Zuerst die trockenen Zutaten in einer Schüssel vermengen. Danach die übrigen Zutaten hinzufügen und mit einem Handmixer oder einem Küchengerät zu einem Teig vermischen.

2.) Etwas Mehl auf die Arbeitsfläche geben und darauf den Teig ausrollen. Mit einer Form oder einem dünnen Glas runde Plätzchen ausstechen. So lange wiederholen bis der gesamte Teig verbraucht ist. Ein Backblech mit Backpapier auslegen und die Plätzchen darauf mit etwas Abstand verteilen.

3.) Den Backofen auf 175 °C vorheizen und für 12 Minuten backen. Danach etwas abkühlen lassen.

4.) Nach Belieben mit den essbaren Dekorationen garnieren. Diese bei Bedarf vor dem Servieren vollständig trocknen lassen.

137. Vanilleschnitten

Vorbereitungszeit: 140 Minuten
Backzeit: 20 Minuten

Fertig in: 160 Minuten

Zutaten:

- 500 g Mehl
- 300 g Butter
- 300 g gestiftelte Mandeln
- 320 g Zucker

- 3 Eier
- 1 Vanilleschote
- 2 EL saure Sahne

Tipp:

Wer keine Nocken formen möchte, kann den Eischnee ebenfalls als eine dünne Schicht direkt auf die Teigplatte streichen. Diese sollte an allen Stellen die gleiche Höhe haben, um mit der Backzeit auszukommen.

Zubereitung:

1.) Die Butter mit einem Löffel in kleine Flocken zerteilen. Die Eier aufschlagen und die Eiweiß und Eigelbe in getrennten Schüsseln aufbewahren.

2.) In einer Schüssel die Butterflocken mit etwa 75 g Zucker den Eigelb, dem Mehl und der sauren Sahne zu einem Teig vermengen.

3.) Den Teig danach in Frischhaltefolie einwickeln und für 2 Stunden im Kühlschrank lagern.

4.) Die Vanilleschote halbieren und mit einem Messer vorsichtig das Mark aus den beiden Hälften entfernen.

5.) In einer Schüssel die Eiweiße steifschlagen. Den Zucker und das Vanillemark hinzufügen, um eine klebrige formbare Masse zu erhalten. Mit einem Kochlöffel die gestiftelten Mandeln vorsichtig unterheben, um die Luftblasen im Eisschnee nicht zu zerstören.

6.) Den Ofen auf 150 °C vorheizen. Ein Backblech mit Backpapier auslegen. Den gekühlten Teig auf dem Blech dünn ausrollen. Mit einem Messer den Teig in Quadrate unterteilen. Auf jeweils eines der Quadrate mit einem Löffel eine kleine Nocke der Eisschneemasse geben.

7.) Für 20 Minuten im Ofen backen. Die Plätzchen abkühlen lassen und mit einem Messer vorsichtig die markierten Plätzchen ausschneiden.

138. Vogelnester

Vorbereitungszeit: 60 Minuten
Backzeit: 12 Minuten

Fertig in: 72 Minuten

Zutaten:

- 500 g Mehl
- 300 g Butter
- 200 g Zucker
- 3 Eigelb

- 2 Packung gehackte Mandeln
- 2 Packung Vanillezucker
- Marmelade

Zubereitung:

1.) Mehl, Vanillezucker, Zucker und Butter in eine Schüssel füllen und kräftig miteinander zu einem Teig verkneten.

2.) Den Teig für eine halbe Stunde in den Kühlschrank stellen und danach wird der Teig zu kleinen Kugeln verarbeitet.

3.) Jetzt wird das Eigelb auf die Oberseite der Kugeln gestrichen.

4.) Anschließend kommt ein Holzlöffel zum Einsatz, denn mit diesem wird eine Mulde in die Kugeln gedrückt. Dazu werden die Kugel in den Mandeln gewälzt.

5.) Nun wird der Backofen auf 180 °C vorgeheizt und die Kugeln werden mit Marmelade gefüllt. So werden sie auf ein Backblech mit Backpapier gelegt und kommen für 12 Minuten in den Backofen.

139. Walnuss Gebäck

Vorbereitungszeit: 90 Minuten   *Fertig in: 102 Minuten*
Backzeit: 12 Minuten

Zutaten:

- 500 g Mehl
- 500 g Mehl
- 300 g Butter
- 175 g gehackte Walnüsse

- 175 g Puderzucker
- 2 Eigelbe
- 1 Prise Salz

Tipp:

Diese Plätzchen können auch mit Rosinen oder getrockneten Cranberries hergestellt werden, um den Plätzchen eine fruchtige Note zu verleihen.

Zubereitung:

1.) Die Butter mit einem Löffel in kleine Flocken zerteilen. Eine Schüssel bereitstellen, die Butterflocken einfüllen und mit der Hilfe eines Handrührgerätes schaumig schlagen.

2.) Langsam die Eigelbe und den Puderzucker hinzugeben und weitere miteinander vermengen. Salz und Mehl in kleinen Portionen hinzufügen und zu einem glatten Teig vermengen. Den Handmixer beiseite stellen und die gehackten Walnüsse mit einem Kochlöffel einrühren.

3.) Den Teig im Anschluss noch einmal auf einer bemehlten Arbeitsfläche kneten und mit den Händen zu einer großen oder mehreren kleinen Rollen formen. Diese in Frischhaltefolie einwickeln und für 60 Minuten im Kühlschrank lagern.

4.) 5 Minuten vor Ablauf der Zeit den Ofen auf 175 °C vorheizen. Ein Blech mit Backpapier auslegen. Die Teigrollen in 1 cm dicke Scheiben schneiden und mit etwas Abstand auf dem Backblech verteilen.

5.) Bei 150 °C für 12 Minuten backen bis die Plätzchen goldgelb sind. Die Plätzchen vor dem Verzehr abkühlen lassen.

140. Weihnachts-plätzchen

Vorbereitungszeit: 60 Minuten
Backzeit: 10 Minuten

Fertig in: 70 Minuten

Zutaten:

Teig:

- 500 g Mehl
- 200 g weiche Butter oder Margarine
- 150 g Zucker
- 2 Eier

- 2 Packungen Vanillezucker
- 4 EL Kirschwasser
- 2 TL Backpulver
- 2 Prise Salz

Zuckerguss:

- 300 g Puderzucker
- 5 EL Kirschwasser

Belag:

- kandierte Kirschen

Tipp:

Anstelle der kandierten Kirschen können ebenfalls Schokolinsen oder auch Fruchtgummis zur Dekoration der Weihnachtsplätzchen verwendet werden.

Zubereitung:

1.) Die Butter mit einem Löffel in kleine Flöckchen zerteilen. Diese im Anschluss gemeinsam mit Eiern, Zucker und Vanillezucker in eine Schüssel geben. Den Inhalt der Schüssel schaumig schlagen. Das Kirschwasser hinzufügen und vorsichtig die Mischung aromatisieren.

2.) Im Anschluss Mehl und Backpulver in kleinen Mengen hinzufügen und zu einem glatten Teig verarbeiten. Etwas Mehl auf der Arbeitsfläche verteilen und den Teig dort noch einmal mit den Händen vermengen.

3.) Den Teig in Frischhaltefolie einwickeln und für 60 Minuten im Kühlschrank lagern.

4.) Den Teig dünn ausrollen und mit der Hilfe von Förmchen Plätzchen ausstechen. Diesen Vorgang so lange wiederholen bis der gesamte Teig verarbeitet wurden.

5.) Ein Blech mit Backpapier auslegen und die Plätzchen dort mit etwas Abstand voneinander platzieren. Den Ofen auf 200 °C vorheizen und die Plätzchen darin für 10 Minuten backen bis der Mürbeteig goldgelb gebacken ist. Die Plätzchen danach abkühlen lassen.

6.) Die Zwischenzeit für die Herstellung des Zuckerguss verwenden. Hierfür zuerst den Puderzucker mit einem Sieb in eine Schüssel streuen. Das Kirschwasser langsam einfließen lassen und unter Rühren zu einem Zuckerguss ohne Klumpen verarbeiten. Bei Bedarf noch weitere Flüssigkeit zufügen, damit die Masse streichfähig ist oder sich besser zum Modellieren eignet.

7.) Die abgekühlten Plätzchen mit dem Zuckerguss dekorieren. Diesen ebenfalls dazu verwenden, damit die kandierten Kirschen besser haften. Die Plätzchen erst verzehren, wenn der Zuckerguss komplett getrocknet ist.

141. Weihnachtsschnecken

Vorbereitungszeit: 60 Minuten
Backzeit: 15 Minuten

Fertig in: 75 Minuten

Zutaten:

- 400 g Marzipan
- 50 g gehackte Pistazien
- 4 Eigelb
- 4 EL Zucker

- 2 EL Milch
- 2 Rollen Blätterteig
- Puderzucker
- Zitronensaft

Zubereitung:

1.) Milch und ein Eigelb in einer kleinen Schüssel verrühren. Den Blätterteig ausrollen und die Ränder mit dem vorbereiteten Eigelb einstreichen.

2.) Das Marzipan mit einem Messer fein würfeln und mit dem restlichen Eigelb und dem Zucker vermengen.

3.) Die Marzipanmasse auf einer Rolle Blätterteig dünn verstreichen. Die gehackten Pistazien darauf verstreuen. Die zweite Hälfte darauf verteilen und die Ecken leicht zusammendrücken. Bei Bedarf nochmals einpinseln.

4.) Den Blätterteig zu einer Rolle formen und diese in Alufolie einhüllen. Für mindestens 30 Minuten in den Kühlschrank legen.

5.) Die Blätterteigrollen auf ein eingefettetes Backblech legen und im auf 180 °C vorgeheizten Ofen für 15 Minuten backen.

6.) Puderzucker und Zitronensaft zu einem Zuckerguss anmischen. Diesen über den Schnecken verteilen und warten bis dieser vollständig getrocknet ist. Im Anschluss einzelne Scheiben abschneiden und zeitnah genießen.

142. Weihnachtstaler

Vorbereitungszeit: 80 Minuten   *Fertig in: 95 Minuten*
Backzeit: 15 Minuten

Zutaten:

Teig:

- 500 g Butter
- 500 g Mehl
- 250 g gemahlene Haselnüsse
- 200 g Speisestärke

- 200 g Puderzucker
- 2 Packungen Vanillezucker
- 2 TL Backpulver
- 2 Msp. Salz

Garnitur:

- 2 EL Kakaopulver
- 6 EL brauner Zucker

Zubereitung:

1.) In eine große Schüssel alle Zutaten bis auf Zucker und Kakao füllen und miteinander verrühren.

2.) Dann ein Backblech mit dem Zucker und Kakao gleichmäßig verstreuen. Den Teig auf einer bemehlten Arbeitsfläche ausrollen und zu einer Rolle formen.

3.) Die Rolle auf dem Backblech solange drehen, bis die ganze Tolle von außen bedeckt ist.

4.) Anschließend wird die Rolle für eine Stunde zum Kühlen in den Kühlschrank gelegt.

5.) Inzwischen wird der Backofen auf 200 °C vorgeheizt. Die Rolle wird nun in Scheiben geschnitten, die ruhig daumendick sein können. Nun werden sie auf ein Backblech gelegt und für eine Viertelstunde in den Backofen geschoben.

143. Weinkekse

Vorbereitungszeit: 80 Minuten
Backzeit: 15 Minuten

Fertig in: 95 Minuten

Zutaten:

- 500 g Mehl
- 500 g Butter
- 8 EL Wein

- 2 Prisen Salz
- Johannisbeergelee
- Puderzucker

Zubereitung:

1.) Alle Zutaten wie Mehl, Wein, Salz und Butter in eine Schüssel geben und zu einem Teig verkneten. Dieser sollte sehr geschmeidig sein.

2.) Der Teig sollte in Alufolie gepackt werden und so für eine halbe Stunde im Kühlschrank ruhen.

3.) Danach sollte der Teig ausgerollt werden und in Scheiben geschnitten werden.

4.) Nun auf eine Seite der Scheibe die Marmelade streichen und dann die Scheibe einfach zusammenklappen.

5.) Gut darauf achten, dass beim Einklappen die Ränder perfekt geschlossen sind und keine Marmelade beim Backen herauslaufen kann.

6.) Den Backofen auf 190 °C vorheizen und die Scheiben auf ein Backblech legen. Dieses Backblech nun für maximal 12 Minuten im Backofen platzieren.

7. Danach noch heiß mit Puderzucker bestreuen oder die Scheiben darin wälzen. Eine leckere Beigabe für jeden Weinkenner.

144. Wespennester

Vorbereitungszeit: 90 Minuten
Backzeit: 60 Minuten

Fertig in: 150 Minuten

Zutaten:

Für den Teig:
- 500 g Kartoffeln, mehlig kochend
- 125 g Weizenmehl
- 1 Prise Salz
- 1 Ei

Für die Füllung:
- 60 g Butter
- 125 g Sauerrahm
- 500 g Äpfel
- 60 g Zucker

Zum Backen:
- 60 g Butter
- 75 ml Milch
- 75 ml Sahne

Zubereitung:

1.) Zuerst die Kartoffeln mit der Schale kochen. Diese im Abschluss etwas abkühlen lassen und mit einem Messer und einer Gabel schälen. Mit einer Kartoffelpresse zerkleinern und in eine Schüssel füllen.

2.) Ei, Salz und Mehl hinzufügen und zu einem Teig vermengen.

3.) Die Äpfel schälen, entkernen und in kleine Scheiben schneiden. Mit dem Zucker mischen

4.) Die Butter in einem kleinen Topf auf dem Herd bei kleiner bis mittlerer Temperatur schmelzen lassen.

5.) Mehl auf der Arbeitsfläche verstreuen und den Kartoffelteig darauf ausrollen. Mit der weichen Butter einpinseln Quadrate ausschneiden und darauf den Sauerrahm verteilen. Mit den gezuckerten Äpfeln belegen und an den Seiten leicht einschlagen.

6.) Den Ofen auf 160 °C vorheizen und dort für eine Stunde backen. Nach 30 Minuten Milch und Sahne erhitzen und auf den Nestern verteilen. Noch warm servieren.

145. Wolfszähne

Vorbereitungszeit: 30 Minuten
Backzeit: 20 Minuten

Fertig in: 50 Minuten

Zutaten:

- 340 g Mehl
- 300 g Zucker
- 4 Eier
- 4 Packungen Vanillezucker
- 2 Prisen Salz
- Streusel
- Schokolade

Zubereitung:

1.) Die Backzutaten Vanillezucker, Salz, Zucker und Eier werden zu einer Masse verrührt und benötigen eine Ruhepause von 10 Minuten. Danach wird die Masse noch einmal kräftig aufgeschlagen.

2.) Jetzt sollte das Backblech mit einem Backpapier versehen werden und in die Masse wird noch das Mehl gegeben. Hierfür sollte ein Schneebesen zum Unterrühren im Einsatz sein.

3.) Die Masse kann nun in einen Spritzbeutel gefüllt werden und so aufs Backpapier aufgespritzt werden. Wer Probleme mit dieser Methode hat, der kann dem Teig auch mit zwei kleinen Teelöffeln die richtige Wolfszahnform geben.

4.) Das Backblech gehört nun in den Backofen, wo die Plätzchen maximal 20 Minuten bei einer Temperatur von 200 °C gebacken werden.

5.) Vorsicht ist beim Abheben der Plätzchen geboten, so dass ein Teigschaber hierbei gute Dienste leisten wird.

146. Würzige Printen

Vorbereitungszeit: 40 Minuten
Backzeit: 12 Minuten

Fertig in: 52 Minuten

Zutaten:

- 600 g Weizenmehl
- 400 g Zuckerrübensirup
- 100 g Honig
- 100 g Butter
- 100 g Orangeade
- 100 g brauner Kandiszucker
- 100 g Rohrzucker
- 2 TL Zimt

- 1 TL Gewürznelken
- 1 TL Anis
- 2 Msp. Muskatblüte
- 2 Msp. Ingwer
- 2 Msp. Kardamom
- 6 TL Backpulver
- Milch

Zubereitung:

1.) Für den Lebkuchenteig werden in einem Topf Fett, Honig und Sirup erwärmt. Jetzt die Masse abkühlen und noch die Orangeade zerhacken.

2.) Ist die Masse erkaltet, dann werden Orangeade, Gewürze, der Zucker und der Kandiszucker darunter gemischt. Backpulver und Mehl sieben und vermischen. Jetzt 2/3 des Mehls unter den Teig verrühren und mit dem Rest des Mehls die Masse zu einem glatten Teig verkneten.

3.) Jetzt den Teig ausrollen und in Rechtecke schneiden. Die geschnittenen Rechtecke werden auf ein Backblech mit Backpapier gelegt. Hier werden sie mit Milch bestrichen.

4.) Den Backofen auf 180 °C vorheizen. Das Backblech in den Backofen schieben und für maximal 12 Minuten backen.

5.) Die Printen abkühlen lassen und dann noch ganz frisch servieren.

147. Zimtlebkuchen

Vorbereitungszeit: 480 Minuten
Backzeit: 13 Minuten

Fertig in: 493 Minuten

Zutaten:

- 600 g Mehl
- 300 g Honig
- 150 g Zucker
- 80 g Butter
- 80 g Schmalz
- 40 g gemahlene Haselnüsse

- 2 EL Milch
- 3 TL Zimt
- 4 TL Backpulver
- 6 Tropfen Zitronenaroma
- 1 Prise Salz

Tipp:

Die Zimtlebkuchen schmecken zwar pur, eignen sich jedoch auch dafür, mit Schokolade oder Zuckerguss und Nüssen verziert zu werden. Für eine fruchtige Note kann Orangeat hinzugefügt werden.

Zubereitung:

1.) Einen Topf auf den Herd stellen und darin bei mittlerer Temperatur Butter, Schmalz, Zucker, Milch, Honig und Zitronenaroma erwärmen. So lange rühren bis sich der Zucker komplett gelöst hat.

2.) Eine Schüssel bereitstellen und darin die übrigen Zutaten mischen. Den Inhalt des Topfes hinzufügen und mit einem Handrührgerät zu einem Teig vermengen.

3.) Etwas Mehl auf der Arbeitsfläche verteilen und den Teig darauf nochmals mit der Hand durchkneten. In Frischhaltefolie einwickeln und für mehrere Stunden oder am besten über Nacht im Kühlschrank lagern.

4.) Nach der Lagerzeit den Teig auf einer bemehlten Arbeitsfläche ausrollen und nach Belieben entweder Formen, Rauten oder auch Kreise ausstechen.

5.) Den Ofen auf 185 °C vorheizen. Ein Backblech mit Backpapier auslegen. Die Plätzchen darauf mit ausreichend Abstand zueinander platzieren und für 15 Minuten backen. Vor dem Verzehr komplett auskühlen lassen.

148. Zimtplätzchen

Vorbereitungszeit: 90 Minuten

Backzeit: 8 Minuten

Fertig in: 98 Minuten

Zutaten:

- 300 g Mehl
- 250 g Butter
- 150 g Zucker

- 3 Eigelb
- 2 TL Zimt
- Hagelzucker

Zubereitung:

1.) Alle Zutaten bis auf den Hagelzucker und ein Eigelb in eine Schüssel geben und mit einem Handrührgerät zu einem glatten Teig verarbeiten. Mit einem Küchentuch oder Frischhaltefolie abdecken. Für eine Stunde im Kühlschrank lagern.

2.) Die Arbeitsfläche mit etwas Mehl bestreuen. Den Teig ausrollen und mit Formen Plätzchen ausstechen. So lange wiederholen bis der gesamte Teig aufgebraucht ist.

3.) Ein Backblech mit Backpapier auslegen und die Plätzchen darauf verteilen. Mit Eigelb bestreichen und den Hagelzucker darauf verteilen.

4.) Den Ofen auf 180 °C vorheizen und für ca. 8 Minuten backen. Vor dem Servieren etwas abkühlen lassen.

149. Zimtsterne

Vorbereitungszeit: 30 Minuten
Backzeit: 15 Minuten

Fertig in: 45 Minuten

Zutaten:

- 475 g Mandeln
- 400 g Puderzucker
- 3 Eiweiß

- 2 EL Mandellikör
- 1 TL Zimt

Tipp:

Für eine fruchtige Note den Mandellikör mit Aprikosen- oder weiteren Fruchtlikören ersetzen.

Zubereitung:

1.) Die Mandeln mit ¾ des Puderzuckers sowie dem Zimt vermengen. Die Mischung zusammen mit zwei Eiweißen und dem Mandellikör zu einem Teig kneten.

2.) Den Teig zu einer 1,5 cm hohen Schicht ausrollen und daraus die Sterne ausstechen. So lange wiederholen bis der Teil komplett zu Sternen geformt wurde.

3.) Das Eiweiß mit einem Mixer steifschlagen und in kleinen Portionen den übrigen Puderzucker und weiterem Rühren hinzufügen.

4.) Die Sterne auf einem mit Backpapier ausgelegten Blech verteilen und die Eiweißmischung darauf verteilen. Im Anschluss für ca. 15 Minuten bei 150 °C im Ofen backen. Vor dem Verzehr abkühlen lassen.

150. Zitronenherzen

Vorbereitungszeit: 40 Minuten

Backzeit: 15 Minuten

Fertig in: 55 Minuten

Zutaten:

- 150 g feiner Backzucker
- 175 g Haselnüsse, gerieben
- 125 g Mandeln, gerieben
- 125 g Puderzucker
- 4 Eigelb

- 1 Packung Vanillezucker
- 2 TL Zitronensaft
- 1 Msp. Backpulver
- 10 Tropfen Zitronenaroma

Zubereitung:

1.) Alle Zutaten bis auf die Nüsse in eine Schüssel geben und dort mit einem Handrührgerät oder in einem Küchengerät vermengen.

2.) Die Nüsse hinzufügen und mit einem Kochlöffel einarbeiten. Mit einem Küchentuch oder Frischhaltefolie abdecken und im Kühlschrank für 30 Minuten lagern.

3.) Die Arbeitsfläche mit Mehl oder Puderzucker bestreuen und den Teig dünn ausrollen. Mit einer Herzform die Plätzchen ausstechen.

4.) Ein Backblech mit Backpapier auslegen und die Herzen darauf verteilen. Die Kekse bei 150 °C im Backofen backen. Bei Bedarf aus Puderzucker und etwas Zitronensaft eine Glasur herstellen und diese auf den Plätzchen dünn verstreichen. Erst servieren, wenn die Glasur komplett getrocknet ist.

Rechtliches und Impressum

Made in the USA
Monee, IL
03 December 2019

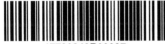